GUISEZ

La Pratique
Oto=Rhino=Laryngologique

— Maladies —
du Larynx
et du Pharynx

98 Figures

PARIS — J.-B. BAILLIÈRE ET FILS — 1908

La Pratique Oto-Rhino-Laryngologique

MALADIES

DU LARYNX

ET DU PHARYNX

PRINCIPAUX TRAVAUX DU MÊME AUTEUR

La Pratique Oto-rhino-laryngologique. 1 vol. in-16 de
540 pages avec 290 figures :

> **Maladies des Fosses nasales et des Sinus.** 1v ol. in-16 de 208 pages
> avec 71 figures.

> **Maladies du Larynx et du Pharynx.** 1 vol. in-16 de 288 pages,
> avec 98 figures

> **Maladies des Oreilles.** 1 vol. in-16 de 180 pages, avec figures (*en
> préparation*).

Trachéobronchospie et œsophagoscopie (*Actualités médicales*).
1 vol. in-16, 1905.

Traitement chirurgical de l'ethmoïde purulente. Thèse de Paris,
1901.

Extraction d'un clou de la troisième ramification bronchique
(*Presse médicale*, décembre 1904, Lermoyez et Guisez).

Des résultats généraux obtenus par la broncho-œsophagoscopie et
des perfectionnements apportés à cette méthode (*Presse médicale*,
25 févr. 1905).

Cinquante cas d'œsophagoscopie (*Congrès de Chirurgie*, octobre
1900).

Œsophagotomie interne sous-œsophagoscopie (*Tribune médicale*,
juillet 1906).

Cure radicale de l'ozène par la paraffine à froid (*Bulletin médical*,
1906).

Nos derniers cas de bronchoscopie et œsophagoscopie (*Congrès de
Chirurgie*, 1906).

Cure médicale de l'otite suppurée chronique et confusion mentale
(*Tribune médicale*, 17 fév. 1906).

Ostéomyélite des os plats du crâne consécutive aux sinusites et
otites suppurées. (Rapport de la *Société française de Laryngologie*,
mai 1906.)

Adénoïdite hypertrophique et entérite muco-membraneuse (*Journal
des Praticiens*, 1906).

Huit cas de trépanation du systèmo sphéno-ethmoïdal par voie
orbitaire (*Société française de Laryngologie*, mai 1906).

Le traitement opératoire des sinusites frontales chroniques
(*Semaine médicale*. 27 déc. 1905).

Ostéomyélite chronique des os plats du crâne consécutive et otite
chronique suppurée (*Soc. fr. de laryng.*, mai 1907).

Thromboses du sinus latéral et de la jugulaire. Ouverture du golfe,
ligature de la jugulaire. Guérison (*Soc. fr. de Laryng.*, mai 1907).

Nouveaux faits de bronchoscopie et d'œsophagotomie interne sous-
œsophagoscopie (*Soc. fr. de Laryng.*, mai 1907),

2393-07. — Corbeil. Imprimerie Éd. Crété

La Pratique Oto-Rhino-Laryngologique

MALADIES
DU LARYNX
ET DU PHARYNX

PAR

Le Docteur J. GUISEZ

ANCIEN INTERNE DES HOPITAUX DE PARIS
CHEF DES TRAVAUX D'OTO-RHINO-LARYNGOLOGIE A LA CLINIQUE CHIRURGICALE
DE L'HOTEL-DIEU DE PARIS

Avec 98 figures dans le texte

PARIS
LIBRAIRIE J.-B. BAILLIÈRE ET FILS
19, RUE HAUTEFEUILLE, 19

1908

MALADIES
DU LARYNX
ET DU PHARYNX

I. — NASO-PHARYNX.

ANATOMIE DU NASO-PHARYNX

Longtemps confondu avec le *pharynx buccal*, le naso-pharynx, appelé communément *cavum*, par sa pathologie et par son développement, présente des caractères qui lui sont propres.

Il mérite plutôt d'être décrit comme une véritable *annexe des fosses nasales*, dont il n'est pour ainsi dire que le prolongement en arrière.

On le compare volontiers à une sorte de conduit aplati et recourbé à concavité antérieure, dont une des ouvertures communique avec les fosses nasales, et dont l'autre s'ouvre librement dans le pharynx buccal.

Schématiquement, on lui reconnaît une paroi supérieure ou voûte, une paroi postérieure, une paroi antérieure très courte, deux parois latérales.

La *paroi supérieure* est formée par l'apophyse basilaire de l'occipital et le corps du sphénoïde renfermant dans son épaisseur la portion inférieure du sinus sphénoïdal. L'ostium de ce sinus est, peut-on dire, à la limite des deux régions, mais il est plutôt placé à la voûte des fosses nasales.

Le vomer, s'unissant à la partie tout antérieure de cette paroi, divise en deux la portion antérieure du cavum; c'est la continuation de la séparation des deux fosses nasales.

La *paroi postérieure* est le prolongement de la paroi postérieure du pharynx; elle est formée par la face antérieure des deux premières vertèbres cervicales, atlas et axis. Revêtue d'une fibreuse épaisse, elle présente dans sa portion toute supérieure l'*amygdale de Luschka* ou troisième amygdale, et elle *centralise presque toute la pathologie naso-pharyngienne*.

La paroi postérieure, en s'unissant à angle obtus variable avec la paroi supérieure, laisse souvent en ce point un recessus qu'il importe de connaître dans les interventions sur cette région.

La *paroi antérieure*, très réduite, est formée uniquement par la face postérieure du voile du palais.

Les *parois latérales* droite et gauche présentent les *orifices* de *deux trompes d'Eustache* qui viennent déboucher au fond de deux véritables entonnoirs cartilagineux : les *pavillons tubaires* ; ils laissent au-devant d'eux une gouttière : la *gouttière naso-pharyngienne*. Leur bord postérieur, plus saillant, limite une véritable cavité, dans laquelle on s'égare souvent dans la recherche de l'orifice tubaire, dans le cathétérisme : c'est *la fossette de Rosenmuller*.

L'*orifice antérieur et supérieur*, divisé en deux par le bord postérieur du vomer, s'ouvre dans les *choanes*.

L'*orifice inférieur*, qui s'ouvre dans le pharynx buccal, ne se ferme qu'au moment de la déglutition par relèvement du voile et accolement avec la paroi postérieure.

De par ces rapports, on comprend toute l'importance qu'acquiert le cavum en pathologie : *véritable carrefour* de la bouche, du pharynx et des fosses nasales; ses affections retentissent sur les cavités nasales, et réciproquement. Parties de là, et suivant une marche descendante, les infections peuvent gagner le tube digestif et les voies respiratoires ; par la trompe d'Eustache, elles peuvent remonter vers les oreilles.

A cause du voisinage de l'ostium sphénoïdal, l'examen de cette région présente encore un intérêt tout particulier, car les sécrétions issues de cette cavité vont baigner la muqueuse de la paroi postérieure et leur présence amène un élément diagnostic de la sinusite sphénoïdale.

Aussi convient-il d'assigner au cavum une autonomie propre, et d'étudier avec soin son exploration, sa thérapeutique et sa pathologie.

EXAMEN DU NASO-PHARYNX

Exploration par la vue.

Le rhino-pharynx est accessible, surtout par la voie buccale, c'est par la bouche, par l'ouverture située entre le bord inférieur du voile et la base de la langue, que l'on peut y pénétrer.

Accessoirement, on peut l'explorer par les fosses nasales dans certains cas de largeur exagérée de ces cavités, d'atrophie des cornets (ozène), ou à l'aide de certains subterfuges (cocaïnisation).

RHINOSCOPIE POSTÉRIEURE. — Elle permet, à l'aide du miroir, d'examiner complètement le cavum. Nous ne reviendrons pas ici sur sa technique toute spéciale (1). Nous insisterons simplement sur la nécessité de cocaïner bien à fond, non seulement le voile, mais aussi la base de la langue, source des réflexes le plus souvent.

Le miroir devant être placé entre le voile et la paroi postérieure du pharynx sera toujours très petit. Il ne donnera donc qu'une image partielle du cavum, aussi convient-il de le déplacer ou d'incliner dans différentes positions pour explorer la totalité de cette cavité.

Nous avons déjà vu, à propos de l'examen des fosses

(1) GUISEZ. — Maladies des Fosses nasales et des sinus, p. 27.

nasales, comment le miroir devait être placé pour obtenir l'image des choanes, en le tenant à quelque distance de la ligne médiane.

Si on l'incline de côté, on voit les orifices des trompes avec les fossettes de Rosenmuller.

Pour apercevoir la voûte, il est nécessaire, le miroir étant placé sur la ligne médiane, de relever le manche de façon que la surface réfléchissante se rapproche de l'horizontale. On aperçoit alors une saillie mamelonnée, lisse, développée surtout chez l'enfant : c'est l'amygdale de Luschka. Cette exploration au miroir nous montre également si des sécrétions anormales sortent du sinus sphénoïdal et donnent un élément précieux pour établir le diagnostic de sinusite de cette cavité.

Lorsqu'un examen minutieux doit être fait, l'appli-

Fig. 1. — Releveur du Dr Moritz-Schmidt.

cation du releveur du voile, en particulier celui de Moritz-Schmidt (fig. 1), rend les plus grands services.

RHINOSCOPIE ANTÉRIEURE. — Elle permet d'explorer la paroi postérieure du pharynx nasal dans une étendue plus ou moins grande, généralement dans sa partie moyenne ou, en se portant un peu latéralement, les gouttières naso-pharyngées et quelquefois les orifices des trompes. Elle se pratique en suivant les mêmes règles, dans la même position que pour l'examen des fosses nasales.

Devant aller explorer le pharynx à travers le cavum,

on conçoit que les renseignements qu'elle fournit seront purement contingents, négatifs lorsqu'il y a hypertrophie des cornets, épaississement, ou déviation de la cloison.

Elle ne donne de résultats positifs que lorsque les fosses nasales sont larges ou que les cornets sont atrophiés (ozène).

Fig. 2. — Spéculums du Dr Killian.

La cocaïne ayant pour effet de rétracter la pituitaire, on peut provoquer momentanément son atrophie, et explorer le cavum, en appliquant sur sa surface une solution à 1/20. Cette rétraction est encore plus marquée si on joint à la solution quelques gouttes d'une solution d'adrénaline à 1/1000.

Le spéculum ordinaire de Duplay suffit en général pour

cette exploration. Dans certains cas d'hypertrophie, le spéculum à longues valves de Killian refoulant les parties molles, permet d'arriver directement pour ainsi dire sur la partie à explorer (fig. 2).

Exploration par le toucher.

TOUCHER RÉTRO-PHARYNGIEN. — Il complète les données de la rhinoscopie.

Il est d'autant plus indiqué que la rhinoscopie est particulièrement difficile, impossible même, chez certains sujets nerveux ou chez l'enfant.

Il se pratique suivant les règles et la technique que nous avons données dans notre premier volume, page 30.

Nous insisterons simplement à nouveau *sur la douceur avec laquelle il convient de procéder* dans cette exploration, et nous répéterons : qu'un toucher naso-pharyngien bien fait ne doit jamais faire mal.

Il permet en outre, et bien mieux que la vue dans le miroir, de se rendre un compte exact de la forme des pavillons tubaires, de la profondeur des fossettes, et du volume des néoformations.

Le doigt qui explore, doit remonter le long de la paroi postérieure, tâter la glande de Luschka, se rendre compte de l'existence ou non de végétations, de tumeurs dans le cavum.

TOUCHER AU STYLET. — Le toucher peut se pratiquer également par l'intermédiaire du stylet, et il existe un stylet pharyngien, tout comme un stylet nasal (fig. 3).

Les stylets pharyngiens ont une forme variable : tous présentent une double courbure, une aussitôt le manche, pour ne point gêner la vision, comme tous les instruments destinés à être maniés dans la bouche, et une autre destinée à contourner le voile du palais, car ils doivent toucher plus haut que celui-ci.

L'examen au stylet se pratique de la façon suivante : On commence par appliquer le releveur du voile, puis, tenant le miroir de la main gauche, et abaissant avec lui

Fig. 3. — Stylet pharyngien.

la base de la langue (ce qui est plus simple que de confier l'abaisse-langue à un aide), avec le stylet promené de la main droite, on peut toucher les tumeurs, reconnaître des points dénudés, etc.

L'exploration au stylet demande une assez grande habitude. Il est assez difficile de se diriger en regardant dans le miroir, l'image étant figurée au delà du plan du miroir et inclinée par rapport à ce qu'elle représente.

Néanmoins, elle doit toujours être faite et elle donne des renseignements très précieux.

THÉRAPEUTIQUE GÉNÉRALE

Nettoyage et asepsie du rhino-pharynx.

Tout ce qui agit dans la fosse nasale : l'irrigation, la douche de Weber, le bain nasal, nettoie également le rhino-pharynx et a sur lui une action thérapeutique.

Mais il ne faut pas oublier que dans le cavum existent très souvent des concrétions, des mucosités que le malade expulse plus difficilement que dans les fosses nasales par exemple, où le courant d'air a toujours beaucoup plus de force. Aussi, dans un grand nombre de cas, convient-il d'agir localement et énergiquement.

Deux moyens sont à notre disposition :

1º Nettoyage avec le porte-coton, pratiqué par le médecin ;

Fig. 4. — Pansement rhino-pharyngien.

2º Le bain rétro-nasal ou la douche rétro-nasale à l'usage du malade.

NETTOYAGE AVEC LE PORTE-COTON. — Le

porte-coton pharyngien doit être recourbé de façon analogue au stylet nasal,.présenter un large manche bien en main et une extrémité plus fine, moussue, avec des dents pour retenir le coton (fig. 5). Il faut le garnir de coton en l'enroulant et en le fixant solidement, pour empêcher qu'il ne se relâche.

Le tenant de la main droite, tandis que la gauche maintient la langue, on le glisse derrière le voile du palais, on le passe dans tous les coins du cavum, abaissant le manche pour fouiller jusqu'à la voûte.

Le porte-coton ramène ainsi les sécrétions et nettoie très bien le pharynx.

BAIN RÉTRO-NASAL. — Il constitue en réalité une variété de gargarisme. Il est pratiqué très aisément par le malade. On lui ordonne de mettre une certaine quantité de liquide dans la gorge, et de pencher la tête en arrière, en lui recommandant de ne faire aucune contraction : dans cette position, le voile du palais pend inerte et le liquide passe dans le cavum. Il se pratique, comme le bain nasal, avec des solutions alcalines tièdes (borate de soude à 1/20, carbonate de soude, 1/40). Il constitue un moyen de nettoyage très doux, mais peu énergique, agissant surtout comme dissolvant.

DOUCHE RÉTRO-NASALE. — Bien plus active est la *douche rétro-nasale.* Elle permet d'irriguer et de nettoyer sous pression toute l'arrière-cavité des fosses nasales. Elle peut être pratiquée par le médecin ou par le malade. Celui-ci tenant la tête penchée au-dessus de sa cuvette, introduit la canule en arrière du voile et fait passer de la sorte un demi-litre ou un litre de solution.

Application des médicaments.

Les médicaments peuvent être portés dans le pharynx, en dissolution dans des liquides, sous forme de *bain nasal,* de *pulvérisation.*

BAIN RÉTRO-NASAL. — C'est un bon mode d'administration ; il laisse longtemps le liquide en contact avec le pharynx et lui permet d'agir. Il est indiqué dans un but de *sédation* ou comme *modificateur*.

PULVÉRISATIONS. — Les pulvérisations de solutions aqueuses ou huileuses sont généralement peu employées dans le pharynx. Elles donnent peu de résultats.

PANSEMENTS DANS LE CAVUM. — Ils constituent, en somme, le mode d'application des médicaments le plus usité.

Ils s'effectuent en trempant dans la solution médicamenteuse, l'extrémité garnie d'ouate du porte-coton pharyngien ; puis le portant derrière le voile, et maintenant la langue de la main gauche, avec l'abaisse-langue, on badigeonne tout le cavum. Point n'est besoin de se servir du miroir.

Pour que ce pansement soit toléré, il doit être très rapide, ne durer que quelques secondes, pendant lesquelles le médecin doit se rendre compte qu'il a agi vers la voûte ou la paroi postérieure, suivant le point qu'il désire soigner (fig. 4).

Fig. 5. — Porte-coton pour le pharynx.

Ce qu'il faut éviter. — C'est de retirer trop vivement le porté-coton, au moment de la sortie de la gorge : on pourrait de la sorte blesser le voile. C'est également de donner à l'instrument une courbure trop marquée, mais il convient de l'adapter à la région que l'on doit toucher.

OPÉRATIONS QUI SE PRATIQUENT SUR LE PHARYNX NASAL

Anesthésie.

Tout comme dans la chirurgie endonasale, l'anesthésie peut être locale ou générale.

ANESTHÉSIE LOCALE. — Elle se fait également avec une solution de cocaïne à 1/20 ou 1/10.

On peut porter la cocaïne dans le cavum en passant par les fosses nasales, en se servant d'abord du pulvérisateur nasal muni d'une longue canule droite, ensuite on l'applique localement à l'aide de longs porte-cotons glissés le long du plancher de la fosse nasale et introduits jusqu'à la paroi postérieure du cavum.

On peut compléter cette anesthésie par des pulvérisations faites par la bouche, en arrière du voile, et des badigeonnages à l'aide du porte-coton recourbé.

Il convient de répéter ces applications plusieurs fois, et d'attendre au moins dix minutes avant de commencer l'opération, car l'anesthésie est toujours longue à obtenir. Elle est même difficilement complète, n'atteint pas les couches profondes, si bien que, dans les interventions, les malades ressentent toujours des douleurs plus ou moins vives dans la région de la nuque ou de l'occiput.

ANESTHÉSIE GÉNÉRALE. — Pour toutes ces raisons, l'anesthésie générale est souvent nécessaire. Elle est indispensable chez les jeunes enfants.

On peut s'adresser aux anesthésiques à *action courte*, pour les opérations de peu de durée, (*chloréthyle*), qui peuvent s'administrer dans la position assise.

Si l'on est obligé de recourir au chloroforme, la position

de Rose, tête déclive, est nécessaire pour éviter la chute du sang dans les voies aériennes.

Voie opératoire.

LA VOIE BUCCALE est aujourd'hui la seule employée et la plus pratique pour intervenir sur le cavum.

a) Elle peut être employée *à l'aveugle*, en maniant les instruments au juger, derrière le voile du palais qui empêche la vision directe dans cette région élevée. On s'est rendu compte du reste au préalable, soit par le miroir, soit par le toucher, de ce qu'il convenait d'opérer ; on va en réalité presque à coup sûr, et c'est du reste la seule méthode applicable aux JEUNES ENFANTS.

b) Sous *le contrôle du miroir*, on aurait théoriquement bien plus de précision opératoire. Malheureusement, l'hémorragie rapide qui se produit masque bientôt le champ et rend toute vision impossible. L'usage de l'adrénaline n'est point ici à conseiller, à cause des hémorragies secondaires possibles dans une région où il est difficile de tamponner.

Pansements. Hémostase.

Lorsque l'on opère dans le cavum, la règle générale est que l'*hémorragie immédiate* est très abondante, mais elle est toujours très courte et elle cesse rapidement. On ordonne simplement au malade de se moucher, ou on souffle dans les fosses nasales avec la poire de Politzer, pour chasser les caillots qui encombrent l'arrière-nez et qui entretiennent l'hémorragie.

L'hémorragie est considérée comme terminée, lorsqu'en examinant avec l'abaisse-langue, on ne voit plus aucun filet de sang sur la paroi postérieure du pharynx.

Ultérieurement, on conseille au malade le repos, la diète, et on lui fait avaler des bouts de glace pour éviter toute nouvelle perte de sang.

Lorsque l'hémorragie persiste et devient inquiétante, il faut recourir aux moyens d'hémostase ordinaires; *tamponnement dans le cavum*, tamponnement postérieur des fosses nasales avec fil passant par les narines, fait à l'aide de gaze à la ferripyrine ou simplement aseptique, remplissant exactement la totalité du cavum. On laisse ce pansement le plus longtemps possible, mais rarement plus de quarante-huit heures, et il est bien exceptionnel que l'on soit obligé de le remplacer.

Ce tamponnement est du reste rarement nécessaire, l'hémorragie étant très rare. Il est très mal toléré par les malades, et souvent difficile à appliquer.

Les *hémorragies secondaires* sont dues au sphacèle et au détachement des restes de tumeurs opérées incomplètement. Elles peuvent survenir sept ou huit jours après l'opération; le meilleur traitement consiste à enlever ces reliquats au plus tôt.

Ce qu'il faut éviter. — Il faut éviter d'opérer des hémophiles ou durant une phase inflammatoire aiguë: en poussée d'adénoïdite, par exemple. Il convient aussi d'enlever le plus complètement possible les tumeurs, les débris qui flottent encore adhérents, et qui sont souvent l'origine des hémorragies post-opératoires.

MALADIES DU NASO-PHARYNX

Nous devons étudier dans le rhino-pharynx des affections qui lui sont *propres* ou qui, *venues des cavités voisines*, y séjournent un certain temps ou même s'y cantonnent définitivement.

C'est l'inflammation aiguë ou chronique de la muqueuse, et en particulier du tissu adénoïde (*adénoïdite aiguë ou chronique*).

La dégénérescence et l'hypertrophie de ce tissu donnent naissance aux *végétations adénoïdes* qui occupent maintenant une si grande place dans la pathologie infantile.

Des *abcès* peuvent soulever la muqueuse; celle en particulier de la paroi postérieure, ayant pour origine le tissu adénoïde, ou venant des organes voisins, abcès chauds et froids, mais qui s'étendent toujours également au pharynx buccal. Leur étude doit être reportée à celle des abcès du pharynx, où, dans un chapitre d'ensemble, nous étudierons *les abcès rétro-pharyngiens*.

La tuberculose, la syphilis peuvent s'y localiser, nous verrons les symptômes qui sont propres à leur siège dans le cavum.

Enfin cette cavité peut être le siège de tumeurs toutes particulières que nous décrirons en détail : *les polypes naso-pharyngiens*.

CATARRHE AIGU DU NASO-PHARYNX
ADÉNOIDITE AIGUE

Longtemps méconnue ou confondue dans la pathologie générale du pharynx parmi le groupe des banales angines, ou prise pour un coryza aigu, l'inflammation aiguë du naso-pharynx présente des caractères propres et des conséquences qui méritent d'arrêter l'attention du médecin praticien.

La dénomination d'*adénoïdite aiguë* semble devoir être définitivement adoptée pour désigner cette affection : car elle a comme localisation de prédilection le tissu adénoïde du rhino-pharynx.

Étiologie. Pathogénie. — Étant donnée cette origine, on conçoit très bien que cette affection est surtout fréquente chez l'enfant.

1° CHEZ L'ENFANT. — Il faut bien se mettre cette notion dans la tête qu'il n'est point nécessaire, pour qu'il y ait adénoïdite, qu'il y ait auparavant hypertrophie du tissu lymphoïde sur laquelle l'inflammation va se porter. Autrement dit, l'adénoïdite n'est pas toujours greffée sur la glande de Luschka hypertrophiée.

Tout ce que l'on peut avancer, c'est qu'elle est plus fréquente et qu'elle donne lieu à des signes plus marqués lorsqu'elle se greffe sur les végétations adénoïdes.

Elle est quelquefois *primitive* ; d'autres fois, elle est *secondaire* à un coryza aigu, c'est le rhume qui, dans sa marche descendante, s'arrête dans le cavum, avant de passer dans le pharynx.

Il est, en réalité, assez difficile, en pareil cas, de dire où a commencé exactement l'affection, mais en particulier lorsqu'elle est hypertrophiée, la glande de Luschka, située au carrefour des voies respiratoires et digestives, doit être atteinte très souvent primitivement, précédant le coryza, la laryngite aiguë.

2° CHEZ L'ADULTE. — Elle est toujours secondaire à un coryza, ou symptomatique quelquefois d'une affection viscérale, d'un catarrhe des régions voisines.

Symptomatologie. — **Symptômes fonctionnels.** — Cette affection évolue avec un cortège de phénomènes aigus très accentués.

1° CHEZ L'ENFANT. — L'enfant est pris de fièvre, de frissons, de céphalée. Il est abattu, perd l'appétit ; tout indique qu'il commence une maladie infectieuse aiguë.

Il est enchifrené ; la respiration nasale est très difficile et presque impossible. Il a la bouche ouverte et ronfle très fortement en dormant. Sa voix est nasonnée. *S'il est un peu plus âgé*, il accuse dans la gorge de la sécheresse ou même de la douleur vive avec irradiation aux oreilles. Il ne mouche pas au début et ensuite a beaucoup de peine, à cause de l'obstruction qui siège en arrière, à expulser en soufflant par les narines quelques mucosités épaisses, jaunâtres.

Si on examine la gorge, on voit peu de choses dans le pharynx ; que l'on vienne à déterminer une contraction du voile avec l'abaisse-langue ou autrement, on constate que la région supérieure du cavum est rouge, et souvent il tombe derrière le voile un amas de mucosités jaunâtres, épaisses, adhérentes, indices de l'inflammation venue de plus haut.

On voit en somme, que ce qui domine le plus, c'est moins le mal de gorge que l'enchifrènement nasal (Lermoyez). Aussi est-il difficile, chez les enfants, de faire le départ entre le coryza et la rhino-pharyngite aiguë.

2° CHEZ L'ADULTE. — L'affection, beaucoup plus rare, présente des caractères un peu différents : elle est toujours secondaire à un coryza aigu.

Le malade, au début, ressent des picotements, des chatouillements dans l'arrière-gorge, ou plutôt entre le nez et la gorge. Il dit qu'il a là des mucosités qui le font racler et qu'il ne peut décoller malgré tous ses efforts de mouchage et de reniflement. Il se plaint de tintements d'oreilles, d'avoir les oreilles bouchées, de surdité et de sensations de gonflement, de plénitude dans la tête.

Son haleine est mauvaise, principalement le matin au réveil.

L'examen de la gorge fait voir chez lui un amas de mucosités collées. Mais, chez l'adulte, il peut être plus complet, car l'on peut chez lui faire l'examen du cavum au miroir.

Rhinoscopie postérieure. — Elle montre une muqueuse

rouge dans la partie supérieure du naso-pharynx. Sa surface est boursouflée, tomenteuse, recouverte de muco-pus. On reconnaît souvent la forme de la glande de Luschka, qui est tuméfiée et augmentée de volume et qui obture la lumière du pharynx rétro-nasal.

Rhinoscopie antérieure. — Elle révèle du coryza banal aigu, de la tuméfaction des cornets. En tout cas, la rhino-pharyngite aiguë ne s'accompagne que rarement, chez l'adulte, du cortège des phénomènes généraux que nous avons relaté chez l'enfant. Elle présente une autonomie bien moins marquée. Elle évolue bien plutôt comme une complication, une extension du coryza, et ce n'est que dans la suite qu'elle pourra s'y cantonner définitivement, donnant naissance à la forme chronique toujours très difficile à guérir, aussi importe-t-il de savoir la dépister à la phase aiguë.

Pronostic. — L'adénoïdite aiguë présente en général, tout comme le coryza aigu, une marche naturelle vers la guérison.

CHEZ L'ENFANT. — Bien qu'elle affecte chez les enfants l'allure d'une affection très aiguë, elle présente un pronostic bénin.

Mais tout comme le coryza, elle peut amener des désordres du voisinage : elle peut envoyer par les trompes des germes septiques, déterminer des *otites catarrhales ou suppurées*. Évoluant par *poussées successives*, elle finit néanmoins par devenir inquiétante et peut, par l'inflammation qu'elle détermine du côté des oreilles, amener du *catarrhe tubo-tympanique* persistant. C'est là, en effet, la grande cause de surdité des enfants. Elle entraîne aussi, par la déglutition de sécrétions abondantes, des troubles gastriques et intestinaux.

Enfin il ne faut pas oublier que ces poussées répétées d'adénoïdite aiguë sont, chez les enfants, le principal facteur du développement des végétations adénoïdes.

CHEZ L'ADULTE. — Cette affection a les plus grandes

GUISEZ. 2

tendances à passer à la chronicité et est souvent sous la dépendance d'une affection de voisinage qu'il importe de diagnostiquer avant toutes choses, pour établir un traitement rationnel.

Traitement. — Le traitement est différent suivant que l'on observe le malade pendant ou dans l'intervalle des crises, que l'on a affaire à un enfant ou à un adulte.

A. **Traitement d'une poussée aiguë.** — Il doit être sévère, surtout chez l'enfant où les complications sont souvent à craindre. Il convient d'instituer de suite un traitement général.

TRAITEMENT GÉNÉRAL. — Ordonner le séjour à la chambre, la diète, alimentation uniquement avec du lait et du bouillon. Il faut prescrire des médicaments antifébriles : antipyrine, quinine, qui lutteront contre le processus infectieux. On fera de la dérivation et de l'évacuation intestinale à l'aide des purgatifs salins.

TRAITEMENT LOCAL. — On prescrira les médications calmantes, comme dans le coryza aigu. La voie nasale étant la seule possible chez le tout jeune enfant pour atteindre l'arrière-pharynx, des huiles adoucissantes légèrement antiseptiques, huile d'olives mentholée à 1/1000, résorcinée à 1/50, seront instillées matin et soir dans chaque narine et dans la position couchée, pour qu'elles puissent gagner le cavum. Dans la chambre, on fera bouillir des feuilles d'eucalyptus pour maintenir une atmosphère légèrement humide et aromatique.

SI L'ENFANT EST UN PEU PLUS AGÉ, on pourra prescrire des inhalations émollientes, prises avec l'inhalateur de Moura, de vapeurs eucalyptolées très faiblement mentholées, on fera mettre dans le bol d'eau bouillante une cuillerée à café de la solution suivante :

Teinture d'eucalyptus............... 10 grammes.
Menthol.......... .... 0^{gr},25
Alcool à 60°.................... 150 grammes.

Sɪ ᴄ'ᴇsᴛ ᴜɴ ᴀᴅᴜʟᴛᴇ, on sera moins sévère au point de vue du traitement général, que l'on n'instituera d'ailleurs que dans les formes très aiguës. On lui prescrira une purgation, la diète, potages, lait, œufs.

On lui recommandera l'usage des ᴘᴏᴍᴍᴀᴅᴇs faiblement mentholées, qu'il reniflera consciencieusement le matin et le soir ; les ɪɴʜᴀʟᴀᴛɪᴏɴs, et comme tout à fait efficaces les ʙᴀɪɴs ᴅᴇ ɢᴏʀɢᴇ administrés suivant la technique que nous avons indiquée plus haut (Voy. p. 9), et à l'aide de solutions alcalines calmantes :

Carbonate de soude............	) ãã 10 grammes.
Benzoate de soude....	)
Glycérine........................	50 —
Eau de laurier-cerise..............	160 —

Une cuillerée à soupe pour un bol d'eau bouillie tiède en bains de gorge, trois fois par jour.

B. **Traitement dans l'intervalle des crises.** — Le traitement sera à la fois étiologique et prophylactique.

1º Cʜᴇᴢ ʟ'ᴀᴅᴜʟᴛᴇ. — Il faudra rechercher dans le nez, s'il n'existe pas de cause de suffocation. On inspectera si dans la bouche il n'existe pas quelque chicot dentaire, origine de l'infection. On modifiera son hygiène, on proscrira le tabac, on lui ordonnera de se bien vêtir, d'éviter le froid aux pieds. Il faut en examinant le cavum, voir s'il n'existe pas quelque amygdale pharyngée hypertrophiée, dont les recessus sont des foyers de repullulations microbiennes, et procéder, en dehors de toute crise, au traitement ᴄʜɪʀᴜʀɢɪᴄᴀʟ, que nous indiquerons plus loin.

2º Cʜᴇᴢ ʟ'ᴇɴғᴀɴᴛ. — On jugera également du bon état des dents et on veillera à la propreté de la bouche ; on pourra, pratiquant le toucher, reconnaître les végétations adénoïdes ; on les enlèvera, même si elles ne paraissent point très volumineuses, lorsque malgré le traitement médical, elles semblent être la cause de ces récidives de poussées aiguës.

Enfin, quand viendra la saison, une CURE THERMALE, *sulfureuse* chez les lymphatiques, ou *arsenicale* à la Bourboule chez les anémiques, au Mont-Dore ou à Ems pour les adultes arthritiques, modifiera utilement la muqueuse, point de départ de ces infections, ou l'état général qui y prédispose.

Ce qu'il faut éviter. — C'est, au cours d'une crise aiguë, de prescrire des lavages du nez, inutiles et dangereux.

Dans le même ordre d'idées, il faudra recommander au malade de ne pas se moucher, le pharynx étant bouché par l'inflammation adénoïdienne, il enverrait infailliblement, par le lavage ou le courant d'air sous pression, vers les trompes, les germes septiques qui spontanément ont déjà trop de tendance à s'y porter

C'est de porter un instrument quelconque dans cette région, porte-coton ou autre, dans un but de pansement : on augmenterait infailliblement tous les phénomènes aigus. Pour la même raison, le toucher naso-pharyngien, dans un but diagnostique, sera sévèrement proscrit. Encore moins devra-t-on porter la curette dans le cavum pendant une poussée aiguë ; on s'exposerait à faire une opération inutile et dangereuse.

Dangereuse, car elle expose aux plus graves complications : à une poussée de fièvre intense, à des symptômes généraux inquiétants et à l'éclosion d'otites purulentes.

Inutile, car bien souvent le syndrome adénoïdite se résout spontanément après la crise aiguë et l'opération n'enlève rien car il n'y a rien à enlever.

Et dans le cas d'hypertrophie, de végétation, comme nous le verrons plus loin, il est défendu d'opérer pendant une phase aiguë.

CATARRHE NASO-PHARYNGIEN CHRONIQUE

Définition. Division. — Tout comme la forme aiguë, le catarrhe naso-pharyngien chronique présente

des caractères qui en font une affection tout à fait particulière.

Longtemps décrite sous le nom d'*angine de Tornwald*,
comme localisée uniquement dans la bourse pharyngienne
de Luschka, cette affection, plus ou moins disséminée dans
le tissu adénoïde du rhino-pharynx, *est au contraire diffuse.*

Le catarrhe naso-pharyngien chronique évolue suivant
deux formes : la forme hypertrophique humide et la
forme sèche atrophique.

1º CHEZ L'ENFANT. — On a toujours affaire à la *forme
hypertrophique* et l'histoire du catarrhe naso-pharyngien se confond chez lui avec celle des végétations adénoïdes dont il n'est que le corollaire et nous le décrirons
plus loin.

2º CHEZ L'ADULTE. — L'inflammation chronique de la
muqueuse du cavum peut être occasionnée aussi par
l'hypertrophie du tissu adénoïde, mais elle est en tout cas
généralement moins marquée que chez l'enfant : c'est la
forme humide ou molle du catarrhe naso-pharyngien,
s'accompagnant d'hypertrophie adénoïde.

Elle peut d'autres fois aboutir à l'atrophie de tous les
éléments de la muqueuse, constituant la *forme atrophique
ou sèche.*

Étiologie. — A. Le catarrhe naso-pharyngien chronique est souvent SECONDAIRE *à une poussée ou à une
série de poussées aiguës.* Tout semble en effet disposé
dans le pharynx nasal pour le passage à la chronicité :
les recessus de l'amygdale pharyngée ; la persistance des
causes qui ont amené l'adénoïdite aiguë : mauvaise hygiène,
refroidissement, tempérament arthritique, abus du tabac,
de l'alcool ; l'état général du sujet : lymphatisme ou
arthritisme qui y prédisposent.

B. D'autres fois il est CHRONIQUE D'EMBLÉE sans phase
aiguë. Une cause fréquente de ce catarrhe chronique
est l'inoculation par du muco-pus issu des fosses nasales ;

dans le *coryza chronique*, dans *les sinusites purulentes*.
La rhino-pharyngite est constante dans les sinusites
anciennes, principalement dans les formes ethmoïdales
et sphénoïdales. Dans ce dernier cas même, il est assez
difficile souvent de savoir faire le départ bien exact de ce
qui ressortit à la sinusite sphénoïdale, ethmoïdale ou au
catarrhe naso-pharyngien proprement dit.

Beaucoup de ces malades ont eu (Castex) des *adénoïdes*
plus ou moins développées qui, à leur phase d'atrophie,
conservent un certain degré d'infection, source du catarrhe. Elle n'est parfois que l'extension au pharynx du
coryza atrophique, ainsi que nous l'avons vu. Il existe un
ozène du cavum, comme il y a un ozène des fosses nasales, des voies digestives et respiratoires. On la rencontre
également dans certaines affections générales : le *diabète*,
le mal de *Bright*.

Il est une cause locale sur laquelle, à notre avis, on n'a
pas assez insisté : c'est l'**obstruction nasale** : chaque fois
qu'il y a rhinite hypertrophique, déviation de la cloison
avec occlusion de la fosse nasale, le nez fonctionne mal,
le pharynx se dessèche, n'étant plus suffisamment aéré, les
sécrétions se déversent ou s'accumulent en arrière. Il en
résulte de la pharyngite sèche plus ou moins accentuée
mais qui est constante dans toutes les obstructions nasales
anciennes.

La *respiration dans un air desséché* serait une cause
à tenir en considération. Freudenthal prétend en effet
qu'il est fréquent dans l'Amérique du Nord, parce que les
maisons sont trop chauffées en hiver et que l'air y est
trop desséché.

Symptomatologie. — Symptômes fonctionnels. —
Qu'il s'agisse de la forme sèche ou de la forme humide,
les sensations ressenties par le malade sont toujours à peu
près les mêmes.

Le malade se plaint d'une *gêne* qu'il ne peut localiser bien exactement, mais il lui semble que *c'est entre le nez et la gorge*, il a là la sensation de mucosités collées qu'il ne peut arracher. Malgré ses efforts pour cracher et se moucher, il arrive à grand'peine à expulser un crachat grisâtre visqueux ou une croûte grisâtre plus ou moins épaisse. C'est surtout le matin que ces sensations sont le plus accusées, les mucosités s'étant accumulées dans le cavum pendant la nuit, du fait de la déclivité de la tête. D'autres fois il se plaint plutôt de sensation de sécheresse dans l'arrière-gorge.

Les troubles rhino-pharyngés ne sont point sans amener de la *céphalée* à prédominance postérieure de la nuque ou de la région occipitale avec douleurs d'oreilles, nausées, du fait de la présence de croûtes, des troubles gastriques, par la déglutition incessante des mucosités. L'haleine est mauvaise, fétide surtout le matin au réveil.

Tous ces désordres ne sont point sans retentir sur *l'état général*, surtout s'ils se greffent sur un terrain prédisposé ; ils amènent la neurasthénie et l'hypocondrie à plus ou moins bref délai.

Symptômes physiques. — *Si l'on examine la gorge* simplement avec l'abaisse-langue, on constate :

1º Dans la *forme humide*, une nappe de SÉCRÉTIONS muco-purulentes qui tapisse l'arrière-gorge, descendant en arrière du voile venant du rhino-pharynx.

2º Dans la *forme sèche*, on voit, collée à la paroi postérieure, une CROUTE, grisâtre ou verdâtre, plus ou moins épaisse.

La *rhinoscopie postérieure* doit toujours compléter ce simple examen ; elle nous montre que les sécrétions sont surtout accumulées dans la partie supérieure du naso-pharynx, et, si elles sont peu abondantes, elles sont uniquement localisées dans les replis, les recessus de l'amygdale pharyngée, dans le fond des fossettes de Rosenmuller.

Si avec le porte-coton ou la douche rétro-nasale, on débar-

rasse la MUQUEUSE des sécrétions qui l'encombrent, celle-ci
nous apparaît avec un aspect différent, suivant la forme
à laquelle on a affaire :

1º *Dans la forme sèche*, la *muqueuse*, s'il n'y a pas atrophie, est simplement rouge luisante, tuméfiée par places ;
d'autres fois, lorsqu'elle est atrophiée, comme dans l'ozène,
e'le est grise, amincie et décolorée : le cavum est très spa-
cieux, tout comme la fosse nasale à laquelle il fait suite.

2º *Dans la forme humide*, la *muqueuse* est encore rouge
lisse, boursouflée ; elle garde ici sa sécrétion naturelle plus
ou moins humide. L'amygdale pharyngée est tuméfiée,
augmentée de volume, n'atteignant que très rarement
les proportions que l'on est accoutumé de lui voir chez
l'enfant. Le stylet manié sous le contrôle du miroir pénètre
dans son épaisseur, révèle des sillons profonds. Si on le
garnit d'ouate, il ramène toujours quelques petites croûtes
qui stagnent au fond de ces recessus.

Les pavillons des trompes sont tuméfiés, ils paraissent
augmentés de volume. Les fossettes de Rosenmuller sont
cloisonnées et renferment des sécrétions qui ont échappé
au balayage.

Le *toucher naso-pharyngien*, toujours désagréable, ne doit
être employé CHEZ L'ADULTE que lorsque la rhinoscopie
postérieure, par suite de certaines conditions, nervosisme,
état particulier du voile, a été impossible. Il nous donne
en tous cas des renseignements bien moins précis que ce
dernier mode d'exploration.

Diagnostic. — Le diagnostic est en général facile.
Mais il convient, si l'on veut instituer un traitement
rationnel, de bien déterminer la cause de la rhino-pharyngite. Il faut examiner les fosses nasales, chercher s'il n'y
a pas là de catarrhe muco-purulent, d'obstruction nasale
et surtout de *sinusite méconnue*. Un diagnostic sur lequel
nous voudrions insister est celui de savoir s'il y a sinusite
ou non, si le pus que l'on constate dans le pharynx est dû

à de la sinusite, ou simplement à la rhino-pharyngite. Sans doute les sinusites maxillaires et frontales donnent lieu difficilement à cette erreur, ayant des signes bien tranchés qui leur sont propres ; il n'en est pas de même des sinusites à forme postérieure, *ethmoïdale* et surtout *sphénoïdale*, dont le pus se déverse sur la paroi postérieure du pharynx. Si le pus se reproduit rapidement après le nettoyage du cavum et surtout si on le voit sortir d'un orifice, il n'y a pas de doute : il y a bien sinusite sphénoïdale. L'examen rhinoscopique, l'exploration au stylet viennent fortifier ce diagnostic.

Pronostic. — Sans être grave, le pronostic est néanmoins *sérieux*.

Le catarrhe pharyngien se propage tôt ou tard aux oreilles et détermine, à plus ou moins longue échéance, de la *surdité*. C'est là, chez les enfants et les adultes, une des grandes causes de catarrhe tubo-tympanique.

Il peut suivre une marche descendante ; vers le larynx, déterminer les *laryngites chroniques* si tenaces ; vers le tube digestif, si les sécrétions sont abondantes, amener par leur déglutition des *troubles dyspeptiques*.

Par sa ténacité, cette affection amène souvent les malades à *l'hypocondrie*, d'autant qu'elle est souvent très difficile à guérir, nécessitant des traitements longs et souvent ingrats.

Traitement. — On conçoit que le traitement, qui est variable suivant les formes et les différents cas, doit être très énergique et surtout très persévérant :

Il sera à la fois local, étiologique et général.

1° **Traitement local**. — Les deux symptômes pénibles de cette affection sont constitués, ainsi que nous l'avons vu, par la *sécheresse* et la *présence de croûtes* dans l'arrière-gorge : il conviendra de diriger contre eux une thérapeutique appropriée.

TRAITEMENT FAIT PAR LE MALADE. — Il faut avant tout débarrasser le cavum de ses sécrétions ; le moyen le plus pratique est, pour les *malades*, de faire des *lavages du nez*, ou mieux de l'*arrière-nez*, avec des solutions alcalines tièdes, carbonates ou chlorates à 5 p. 100, que le malade répète le matin et le soir suivant la technique habituelle. (V. P. H.)

Il pourra aussi pulvériser dans le cavum, en arrière du voile, à l'aide d'un pulvérisateur ordinaire muni d'une canule recourbée, des solutions glycérinées et alcalinées dans les *formes sèches*.

Biborate de soude.............. .	20 grammes.
Menthol................	0^{gr},60
Glycérine.	50 grammes.
Eau distillée	150 —

Dans les *formes humides*, on s'adressera de préférence aux liquides astringents légèrement antiseptiques :

Acéto-tartrate d'alumine	3 grammes.
Solution phéniquée à 1/20	10 —
Glycérine	50 —
Eau distillée...	150 —

Le matin et le soir, le malade reniflera une pommade boriquée simple ou boriquée-mentholée qui agira tout à la fois et dans le cavum et dans la fosse nasale (à la condition de bien recommander au malade de la renifler très fortement dans chaque narine).

En continuant ce traitement, on peut voir des formes légères s'amender et même guérir, surtout si les conditons d'hygiène sont rendues meilleures.

TRAITEMENT FAIT PAR LE MÉDECIN. — Mais dans les formes tenaces, le médecin joindra un traitement qu'il fera lui-même : il fera des pansements dans l'arrière-gorge sous forme de *badigeonnages*. L'iode est un bon modificateur dans les formes humides et catarrhales. Les solutions glycérinées iodées avec des doses progressivement croissantes d'iode sont généralement employées.

On aura recours à ces deux formules devenues classiques :

Iode................	0gr,80
Iodure de potassium.	2 grammes.
Menthol.	0gr,20
Glycérine....	30 grammes.

et un peu plus tard, *si le catarrhe n'a pas cédé.*

Iode	1 gramme.
Iodure de potassium .	4 grammes.
Menthol	0gr,25.
Glycérine..........	30 grammes.

Ces pansements devront être faits très énergiquement avec le porte-coton ou même quelquefois avec la brosse de crins : on frottera vivement les parois malades, surtout la paroi postérieure ; on ne craindra pas d'en enlever la surface et de la faire saigner un peu, car des modifications profondes ont besoin de s'effectuer à son intérieur si on veut arriver à la guérir.

Dans les *formes sèches* qui sont de beaucoup les plus tenaces, les solutions de chlorure de zinc ou mieux de nitrate d'argent à 1/40, puis à 1/20, seront répétées et donneront les meilleurs résultats. Très énergiques, elles n'auront lieu que tous les cinq à six jours au maximum.

Fig. 6 — Curette de Trautmann.

TRAITEMENT CHIRURGICAL. — Dans les *formes invétérées*, il est nécessaire d'amener des modifications plus complètes, par un *traitement chirurgical*. Dans les *formes hypertrophiques* il est souvent indiqué d'enlever d'emblée les néoproductions, d'aplanir les recessus où se cantonne l'affection.

Il faut pratiquer un curettage du cavum. — Celui-ci peut être effectué de deux façons différentes.

1º A l'aide du miroir et de curettes étroites sous le contrôle de la vue (curettes de Lubet-Barbon, de Trautmann). Mais l'hémorragie masque rapidement le champ opératoire et l'hémostase, pour continuer d'y voir, est difficile dans le cavum.

2º Bien plus chirurgical est de tout enlever en une fois par deux ou trois coups de curette large (celle de Gottstein). Nous indiquons plus loin comment doit être fait ce curettage (adénoïdes). Qu'il nous suffise de dire ici simplement que si la cocaïne est généralement employée dans cette intervention, elle n'en reste pas moins assez douloureuse, et l'anesthésie générale devra être recommandée chez les sujets nerveux et pusillanimes.

Le curettage agit de deux façons différentes : dans la *forme humide*, *hypertrophique*, il supprime l'amygdale pharyngée avec ses recessus, nids d'infection.

Dans les *formes sèches*, il a une action moindre à la façon d'un stimulant révulsif et modificateur de la muqueuse, lui permettant de se reformer.

2º **Traitement étiologique**. — Il va sans dire que si l'on veut essayer de guérir la naso-pharyngite chronique, il faudra s'adresser à la lésion de voisinage que l'on suppose être la cause de ces troubles. Du côté des fosses nasales, on luttera contre le catarrhe muco-purulent, l'obstruction nasale (rhinite hypertrophique, malformation de la cloison).

Si l'on découvre une sinusite, il conviendra de la soigner par les moyens ordinaires.

Dans les *formes sèches atrophiques*, le traitement de l'ozène sera institué avant tout autre.

3° **Traitement général**. — Les mauvaises habitudes hygiéniques, l'usage du tabac, de l'alcool, des mets épicés, seront très sévèrement proscrits.

Enfin, pour modifier à la fois et l'état général et l'état local, on conseillera un TRAITEMENT HYDROMINÉRAL approprié. Les scrofuleux lymphatiques se trouveront bien d'une saison sulfureuse (Cauterets, Challes). Les arthritiques et les congestifs iront au Mont-Dore, à Ems.

Ce qu'il faut éviter. — Ce sont les lavages répétés et sous pression qui n'ont aucune action et menacent les trompes ; les cautérisations répétées avec des caustiques, galvaniques ou chimiques, amènent dans la suite des cicatrices très gênantes.

SYPHILIS DU CAVUM

La syphilis, à toutes ses périodes, peut se localiser dans le cavum.

Mais deux manifestations doivent retenir notre attention, parce qu'elles présentent de par ce siège tout à fait spécial une symptomatologie toute particulière, souvent fruste et qu'il faut savoir dépister : c'est l'accident primitif, le chancre ; ou l'accident éloigné : la gomme.

CHANCRE DU CAVUM. — C'est exceptionnellement que l'on rencontre le chancre dans le cavum. Il a mérité le nom de *chancre des auristes*, étant occasionné autrefois, avant l'antisepsie, par le contact impur de sondes d'Itard.

Sa localisation de prédilection est la paroi postérieure du pharynx et le voisinage de la fossette de Rosenmuller.

Il évolue donc d'une façon tout à fait cachée.

Peu de signes spéciaux indiquent sa présence et permettent de faire le diagnostic : le malade se plaint d'enchifrènement, de gonflement rétro-pharyngien, de ne pas pouvoir se débarrasser en se mouchant de mucosités abondantes ; il ressent des bourdonnements, des douleurs plus ou moins vives dans l'une ou les deux oreilles. Tous ces symptômes, comme on le voit, n'ont rien de bien net.

Seul, l'examen du cavum, la rhinoscopie postérieure, permettront de laisser entrevoir le diagnostic toujours très difficile, qu'affirmeront les signes généraux de la période secondaire.

LÉSIONS SECONDAIRES. — Bien que n'étant jamais localisée uniquement au cavum, et que les accidents secondaires soient toujours diffus à tout le pharynx, nasal et buccal, la syphilis secondaire du cavum présente certains signes qui lui sont propres :

1º Elle donne toujours *une poussée aux organes adénoïdiens* et s'accompagne d'hypertrophie de l'amygdale pharyngée.

2º Celle-ci, jointe à l'exsudation abondante de la période secondaire, amène en conséquence un *enchifrènement* qui n'existe pas dans la localisation pharyngée inférieure.

3º Les signes auriculaires : *surdité, bourdonnements*, sont rapides et très accusés, et doivent, chez les syphilitiques, attirer l'attention du côté du cavum.

LÉSIONS TERTIAIRES. — Les lésions tertiaires de la syphilis sont, de toutes, les plus importantes par leur fréquence, la difficulté de leur diagnostic et les lésions souvent mutilantes qu'elles laissent à leur suite (nécrose, cicatrices).

La *gomme* évolue insidieusement, donnant lieu à peu de signes. Elle ne se manifeste que par de l'enchifrènement nasal, des troubles auriculaires et des phénomènes de catarrhe rhino-pharyngé plus ou moins intenses.

Elle siège presque toujours à la paroi postérieure du cavum, quelquefois cependant à la *face postérieure du voile*. On doit se méfier de cette dernière localisation, lorsqu'en examinant le voile, chez un syphilitique, il apparaît rouge, épaissi, immobile. Cette immobilité donne au sujet une voix nasillarde, et la rhinoscopie postérieure, quand elle est possible, révèle l'ulcération de la gomme.

Lorsqu'elle siège à la *paroi postérieure*, la gomme est rarement diagnostiquée avant l'ulcération. Celle-ci présente ses caractères ordinaires, reposant sur une muqueuse très rouge, tuméfiée, et laissant écouler dans un fond bourbillonneux des sécrétions épaissies. Très haut placée, on ne l'aperçoit bien souvent que dans des contractions du voile, par exemple, les mouvements de nausées ou par la rhinoscopie postérieure.

Évolution. — Si la gomme siège sur le voile, elle en amène rapidement la perforation, accident qui se produit le plus souvent à l'insu du malade, et qui est découvert par le médecin, lors d'un examen de la gorge.

Si elle siège en arrière, la gomme érode la charpente osseuse qui double la paroi postérieure, d'où ulcération profonde et *nécrose* osseuse. Celle-ci peut atteindre l'apophyse basilaire ou le corps du sphénoïde. Quand elle se localise sur le sphénoïde, elle est indiquée par de la céphalée à la nuque et à la région occipitale, qui se manifeste avec une intensité toute particulière et détermine parfois de véritables symptômes méningitiques. Le corps de cet os peut parfois se mobiliser, se détacher et tomber dans les voies digestives et aériennes.

Diagnostic. — L'existence de lésions syphilitiques dans le cavum est toujours facile à diagnostiquer, surtout si l'on prend la peine de faire l'examen au miroir. Ultérieurement, l'existence des perforations dans le voile ou les adhérences entre les différentes parties du cavum entraîne le diagnostic rétrospectif de syphilis : il n'y a que cette affection qui détermine ces lésions.

Le diagnostic précis d'altération osseuse se fait à l'aide du toucher avec le stylet qui gratte au fond de l'ulcération sur l'os dénudé et nous renseigne sur la mobilité du séquestre.

Les ulcérations tertiaires du cavum ne sont point sans donner à leur suite des cicatrices, des brides, des adhérences, qui gênent les fonctions du naso-pharynx ; il peut y avoir véritable accolement du voile à la paroi postérieure, brides dans le cavum, d'où il résulte du nasonnement, par mauvais fonctionnement du voile, de la gêne respiratoire, les choanes pouvant être plus ou moins obstruées.

Traitement. — 1° **Traitement général.**— Le traitement local s'efface comme toujours en fait de manifestations syphilitiques devant le *traitement général*.

L'iodure à forte dose, de 4 à 6 grammes, fait merveille, dans les cas de syphilis tertiaire.

Le mercure sera associé à l'iodure, en particulier dans les formes avec altérations osseuses (injections d'huile grise) ; l'effet semble ainsi plus immédiat et plus certain.

2° **Traitement local.** —On se contentera du minimum : quelques gargarismes émollients ou alcalins au borate de soude ou au chlorate de potasse.

Lorsque les sécrétions sont abondantes, les grandes irrigations du pharynx ou du rhino-pharynx amèneront rapidement un soulagement chez le malade.

A la période secondaire, il est bon de pratiquer quelques attouchements avec des solutions nitratées à 1/20°.

A la période tertiaire, en les mobilisant un peu, on hâtera la chute des séquestres.

A un stade éloigné, les perforations du voile seront, si elles sont petites, justiciables de quelques cautérisations au galvanocautère, ou, si elles sont grandes, de véritables opérations autoplastiques.

Les adhérences sont toujours très difficiles à détruire : elles se reproduisent presque fatalement après les avivements et les cautérisations ; l'électrolyse, la dilatation avec des bougies régulièrement croissantes, des opérations plastiques ont leurs indications dans les différents cas, suivant le siège et l'étendue des brides cicatricielles.

TUBERCULOSE DU NASO-PHARYNX

Comme en matière de toute localisation tuberculeuse des voies respiratoires supérieures, il y a lieu de distinguer deux formes principales de tuberculose : la *forme secondaire*, banale; la *forme primitive*, rare.

FORME SECONDAIRE. — Elle ne représente qu'un stade de la généralisation aux muqueuses; son étude clinique n'offre rien de bien intéressant : elle se montre chez les tuberculeux, à l'ultime période, coïncidant avec des lésions du pharynx et du larynx.

Il s'agit d'ulcérations plus ou moins érosives, toujours très douloureuses, siégeant dans la bouche, le pharynx, le larynx.

Le *traitement local*, *uniquement palliatif*, ayant la morphine et la cocaïne comme base, n'a d'autre but que de calmer les douleurs atroces auxquelles sont sujets ces malades, et tout traitement plus actif, inutile d'ailleurs, est absolument contre-indiqué chez eux.

FORME PRIMITIVE. — Elle mérite de nous arrêter plus longuement.

Comme la tuberculose nasale, elle peut se greffer directement sur la muqueuse du naso-pharynx. On conçoit que cette localisation primitive doit être très rare. Elle semblerait se présenter sous deux formes principales : la forme *végétante*, qui n'est pas autre chose que la tuberculose des végétations adénoïdes, et la forme *lupique*.

Forme végétante. — Il semble, dans cette forme, que la tuberculose se soit greffée sur l'hypertrophie persistante de l'amygdale pharyngée, où il est possible de retrouver en beaucoup de cas l'ordination caractéristique du tissu adénoïde hyperplasié (Lermoyez).

Guisez.   3

Il ne s'agirait, en d'autres termes, que de la tuberculisa-tion des végétations adénoïdes.

Nous abordons, avec cette question, un problème qui a excité la curiosité des spécialistes, et a été l'objet de nombreuses discussions : *la relation de la tuberculose et des végétations adénoïdes.*

Affirmé comme très fréquente par Dieulafoy, qui, à la suite d'expériences, était arrivé à cette conclusion, que 1 p. 15 des végétations adénoïdes étaient tuberculeuses.

Moure l'a observée dans 12 p. 100 des cas.

Nicolle l'a notée dans les mêmes proportions.

Mais pour la plupart des auteurs, elles seraient bien moins fréquentes. Bride (1) n'aurait rencontré ces altérations que dans 3 cas sur 600.

Au point de vue clinique, elles se caractérisaient par l'envahissement consécutif des ganglions cervicaux.

Objectivement, il est impossible de faire le diagnostic; les signes fonctionnels sont les mêmes que chez les adénoïdiens.

Une hérédité tuberculeuse très chargée doit toujours faire craindre cette complication. Mais, seul, l'examen au micros-cope d'un fragment enlevé permet d'affirmer le diagnostic.

En tout cas, cette recherche ne présente d'intérêt qu'au point de vue pronostic et complications éventuelles pos-sibles : méningite tuberculeuse ou autre.

Le traitement et les indications opératoires se confondent avec celles des végétations adénoïdes en général.

Forme lupique. — Le lupus n'est jamais primitif dans le rhino-pharynx, il s'agit de l'extension secondaire à cette cavité de lésions de lupus existant dans les fosses nasales, dans le pharynx buccal, dans la bouche.

Comme dans la forme nasale, le malade ne ressent aucune douleur ; il se plaint seulement de coryza postérieur, de rhino-pharyngite chronique, avec parfois des troubles

(1) Bride, *Edimb. Medical Journal*, 1897.

auriculaires. On remarque sur la paroi postérieure du voile, de petites ulcérations superficielles, reposant sur une muqueuse pâle, entourée de bourgeons grisâtres.

Traitement. — Si l'on a affaire à la forme végétante, le traitement se confond avec celui des végétations adénoïdes et les indications sont les mêmes.

Dans la forme lupique, les pansements modificateurs locaux à l'acide lactique pur, au chlorure de zinc, amènent de bons résultats. Dans les formes rebelles, le curettage méthodique suivi également de pansements à l'acide lactique amènera la guérison. Il s'agit d'un traitement analogue à celui du lupus du nez (1).

VÉGÉTATIONS ADÉNOIDES

On désigne ainsi l'état pathologique constitué par l'hypertrophie des organes lymphoïdes situés dans le rhinopharynx. Bien que jouissant aujourd'hui d'une notoriété assez grande, les végétations adénoïdes sont de découverte récente : c'est Wilhem Meyer, de Copenhague, qui, en 1868, en a donné le premier une description d'ensemble dans une forme magistrale.

Le tissu lymphoïde disséminé dans la paroi postérieure et la voûte du cavum, présente à l'état normal un maximum de développement au niveau de la partie médiane : là se trouve *la troisième amygdale pharyngée de Luschka.* Cet organe, tout à fait normal chez l'enfant, disparaît au moment de la puberté. Mais il faut bien savoir qu'à l'*état normal cet amas lymphoïde doit exister chez tous les sujets*, qu'il présente un volume et une forme toujours appréciables aux moyens d'exploration dont nous disposons : vue, toucher, rhinoscopie postérieure; son hypertrophie seule devient pathologique.

(1) GUISEZ, Maladies des Fosses nasales

Étiologie. — **Causes prédisposantes.** — Age. —
Les végétations semblent parfois *congénitales*, puisqu'on
les rencontre chez de tout jeunes *nourrissons*, six semaines
dans un cas que nous ·avons observé, mais c'est le plus
souvent entre deux et six ans que l'on nous amène les
enfants pour les examiner. Les végétations persistent
parfois plus tard, déterminant alors des troubles particuliers, c'est la *forme de l'adulte*, avec troubles pharyngo-
laryngés et déterminations auriculaires.

Hérédité. — Dans certains cas on doit incriminer
l'hérédité et l'on voit des familles entières d'adénoïdiens.

Les lymphatiques et les strumeux, les tuberculeux
donnent naissance à des enfants qui deviennent adénoïdiens.

Les races dolichocéphales (anglo-saxons), les climats
froids et humides lui apportent un grand tribut. Cette
influence climatérique agit peut-être simplement en amenant des poussées congestives dans le rhino-pharynx, des
poussées d'adénoïdite aiguë qui déterminent par leur répétition l'hypertrophie du tissu lymphoïde du cavum ; il est
en tout cas difficile de le déterminer.

Maladies infectieuses. — La rougeole, la scarlatine,
la grippe, sans doute par leur détermination pharyngée;
par les coryzas aigus dont elles s'accompagnent, amènent
le développement des végétations adénoïdes : il est commun de les voir se manifester pendant la convalescence
des fièvres éruptives.

Localement le coryza aigu et chronique et les poussées
d'adénoïdite aiguë seront la cause de l'hypertrophie
des organes lymphoïdes.

Anatomie pathologique. — **Siège.** — Les végétations adénoïdes prennent leur insertion dans les parois
postérieures et supérieures du rhino-pharynx. Elles
peuvent être *généralisées et envahir tout le cavum*. D'autres
fois elles existent uniquement à la partie médiane
constituant l'*hypertrophie simple de la glande de Luschka*.

Il va sans dire qu'entre ces types extrêmes on observe tous les intermédiaires.

Normalement l'amygdale pharyngée est constituée par une série de bandelettes (fig. 7) disposées en direction radiée. Lorsque la glande s'hypertrophie, les sillons se creusent davantage, formant autant de clapiers où s'accumule le muco-pus.

Dans la forme diffuse, il existe partout disséminées dans le cavum des sortes de saillies acuminées, mamelonnées, rouges, entre lesquelles les mucosités purulentes s'accumulent.

Fig. 7. — Troisième amygdale (de Luschka).

Histologie. — Les végétations adénoïdes sont formées de tissu adénoïde recouvert d'épithélium cilié ou pavimenteux et, à part l'hypertrophie, leur tissu ne diffère pas de celui de la glande normale.

Du tissu conjonctif plus ou moins scléreux envahit ces masses, soit avec l'âge à partir de la puberté, soit à la suite de poussées inflammatoires répétées.

Enfin, ainsi que nous l'avons vu au chapitre précédent, les végétations adénoïdes peuvent renfermer exceptionnellement des cellules géantes, des nodules et des bacilles tuberculeux.

Symptomatologie. — Nous prendrons comme type de notre description clinique, le cas le plus courant, celui de végétations développées chez un enfant de trois à huit ans, nous réservant d'étudier à part les formes un peu spéciales chez les nourrissons et chez l'adulte.

Symptômes fonctionnels. — Les masses adénoïdes déterminent deux ordres de phénomènes bien distincts : des *signes d'obstruction* qui se manifestent du côté du nez, dus à leur développement dans le cavum, de la bouche, des

voies respiratoires et des oreilles, et des *signes d'infec-*
tion pouvant se propager aux organes voisins.

La **gêne respiratoire** nasale est le premier signe
qui frappe généralement les parents : l'enfant respire la
bouche ouverte, il ronfle la nuit et cette gêne respiratoire
s'accentue sous l'influence des poussées aiguës d'un rhume.
L'enfant ne se mouche pas, s'il est jeune, son nez est en-
combré de mucosités qui coulent sur la lèvre. S'il est
plus âgé, il le fait avec grande difficulté à cause de l'obstruction nasale.

L'adénoïdien est pâle, chétif, ses yeux sont cernés,
sa bouche est ouverte, la lèvre supérieure épaissie laisse
passer des dents proéminentes. Les fosses canines sont
fuyantes. Le maxillaire supérieur est peu développé comparé à l'inférieur que rien n'a empêché de s'accroître et
le menton est saillant. Tel est le FACIES ADÉNOIDIEN qui
permet à l'observateur de faire le diagnostic à première
vue (fig. 8).

Comme conséquence de l'obstruction nasale, on constate
souvent des *troubles de la voix et de la prononciation* :
la voix a *perdu son timbre* à cause du défaut de résonance
dans les cavités supérieures; elle est nasonnée et le
sujet prononce difficilement les nasales n et p, ma ma,
ba ba.

Vers les *oreilles*, on constate également des signes tout
à fait particuliers. C'est même les manifestations auriculaires qui, seules, inquiètent les parents et nous font
souvent amener leurs enfants vers l'âge de quatre ou
cinq ans : cette localisation est tellement importante que
l'on décrit communément une *forme auriculaire* de cette
affection. L'enfant entend mal, a de la surdité de façon
intermittente, il se plaint de bourdonnements d'oreille
et même de véritables otalgies survenant de façon passagère, disparaissant parfois comme elles sont venues, sans
laisser de traces que la menace de leur répétition. La surdité

peut s'installer ensuite définitivement et c'est là, on peut le dire, une des principales causes de surdité des jeunes enfants.

Fig. 8. — Facies adénoïdien.

C'est aussi l'obstruction nasale qui semble être la cause de la *céphalée* adénoïdienne, des lourdeurs de tête et jusqu'à un certain point de la paresse intellectuelle que l'on observe chez tous les adénoïdiens et que Guye, d'Amsterdam, a bien décrite sous le nom d'*aprosexie*.

Symptômes physiques. — EXAMEN DIRECT DU PHA-
RYNX. — Un pareil ensemble de signes fonctionnels commande l'examen du pharynx et des fosses nasales. A
l'ouverture de la *bouche*, on est frappé par l'implantation
vicieuse des dents qui chevauchent les unes sur les autres,
il semble qu'elles n'aient pas eu assez de place pour se
développer par suite de l'atrophie du maxillaire supérieur.
La voûte palatine est très creusée en ogive. Le voile
du palais pend inerte et refoulé en avant. En arrière
la paroi pharyngée postérieure est remplie de muco-pus
qui vient du cavum et tombe dans le pharynx buccal.

De même sur cette paroi on peut voir des traînées de
granulations qui descendent d'en haut ; véritables organes
lymphoïdes aberrants, on les retrouve sur la paroi postérieure du pharynx : elles indiquent qu'il existe dans le cavum des végétations.

Les amygdales palatines sont en général deux fois sur trois augmentées de volume.

RHINOSCOPIE POSTÉ-
RIEURE. — Elle doit être faite suivant les règles que nous avons indiquées (1). Elle permet de constater dans le petit miroir, inséré sur la paroi postérieure du

Fig. 9. — Adénoïdes vus dans le miroir.

pharynx et sur la voûte, des masses plus ou moins
étalées, de coloration grisâtre, recouvertes de muco-

(1) GUISEZ, Maladies des Fosses nasales et des sinus, 1908, p. 28.

pus, séparées les unes des autres par des sillons. La rhinoscopie postérieure nous donne, non seulement des renseignements très précieux sur le siège de ces végétations, en les décelant au voisinage des orifices tubaires, mais elle nous permet de voir s'il existe des poussées d'adénoïdite plus ou moins aiguës et si du côté des choanes il n'y a pas d'autres causes d'obstruction nasale : queues de cornet, etc.

Mais ce mode d'exploration ne peut pas être employé chez les jeunes enfants ; en outre (Lermoyez) il nous renseigne difficilement sur le volume des tumeurs, en les faisant toujours paraître plus petites qu'elles ne sont en réalité : dans le miroir incliné dans le rhino-pharynx, le rayon visuel n'atteint pas toute la tumeur, mais ne fait que raser sa portion superficielle.

RHINOSCOPIE ANTÉRIEURE. — La rhinoscopie antérieure, faite avec le spéculum ordinaire, permet de voir *in vitro* les végétations, mais elle est souvent impossible à cause de l'hypertrophie et de la congestion des cornets qui accompagnent souvent les adénoïdes. L'usage de la cocaïne adrénalisée permet cependant, par la simple rhinoscopie antérieure, une vision assez étendue dans le cavum. Elle permet, dans certains cas, de délimiter la limite inférieure des tumeurs. Elle devrait, à notre avis, être systématiquement pratiquée dans tous les cas à cause de sa simplicité et du peu de gêne qu'elle occasionne chez les malades pusillanimes.

TOUCHER RHINO-PHARYNGIEN. — Mais le véritable moyen d'examen du cavum d'un adénoïdien c'est le toucher rhino-pharyngien : lui seul permet d'évaluer exactement le volume, le siège des tumeurs.

Le doigt qui explore sent derrière le voile une masse molle et dépressible, il revient souillé de mucosités ou même de quelques parcelles de la tumeur.

Le toucher bien fait, rapidement et légèrement conduit,

ne doit jamais être douloureux. Il convient néanmoins
de prévenir les parents qu'il détermine parfois une légère
hémorragie nasale et il ne doit être fait, à notre sens,
comme moyen de certitude qu'en dernier ressort, en
dehors de toute poussée aiguë.

EXAMEN DES OREILLES. — Il complétéra l'exploration
du naso-pharynx chez un adénoïdien. Il nous montre
souvent un tympan rétracté, grisâtre, avec exsudat de la
caisse plus ou moins abondant. On peut constater de l'otite
aiguë ou même de l'otite purulente parfois méconnue.

Symptômes généraux. — La présence des végétations
adénoïdes dans le rhino-pharynx, l'obstruction nasale,
les phénomènes d'infection qui en résultent apportent
dans l'organisme tout entier des modifications profondes
qui se manifestent du côté des différents appareils et du
côté de l'état général.

APPAREIL RESPIRATOIRE. — La *toux* est un symptôme
fréquent chez les adénoïdiens; rauque, surtout marquée
la nuit, elle affecte parfois des caractères spasmodiques,
s'accompagne d'accès de suffocation, et les végétations
rentrent pour une grande part dans la production des accès
de laryngite striduleuse ou de *faux croup*. L'*asthme infantile*, la *bronchite spasmodique* ont souvent comme
cause un obstacle naso-pharyngé. De même les phénomènes d'infections issus des végétations peuvent amener
la production de *laryngites*, de *bronchites* et de *bronchopneumonies*.

SQUELETTE. THORAX. RACHIS. — Le défaut de respiration
nasale amène l'*insuffisance d'expansion thoracique*; la
poitrine s'arrête dans son développement, les adénoïdiens
ont le thorax plat, les clavicules et les épaules saillantes.
Le sternum est aplati et le ventre est bombé, saillant ;
le bassin, que rien n'a entravé dans son développement,
paraît bien plus large que le reste du corps. Les déformations du thorax amènent des déviations compensatrices.

Le *rachis* subit certaines altérations dans son évolution, amenant la *scoliose*, la *cyphose* avec ensellure lombaire. Ziem, de Dantzig, a réussi à reproduire artificiellement ces déformations, en obturant et en ouvrant alternativement les deux narines chez de jeunes lapins : il a vu à la suite survenir de l'asymétrie thoracique, de la scoliose avec aplatissement du thorax du côté correspondant.

Par les troubles de la nutrition auxquels elles donnent lieu, les végétations sont une cause fréquente du *rachitisme*.

TUBE DIGESTIF. — Le muco-pus sécrété au moment où en dehors des crises d'adénoïdite, amène des troubles digestifs, des phénomènes d'infection gastro-intestinale, *entérite, entéro-colite.* C'est dans le pharynx supérieur que, bien souvent, il faut rechercher les causes de l'entérite des jeunes sujets. Sur 60 observations prises avec soin nous avons vu tous les signes d'entérite disparaître radicalement après l'ablation des végétations adénoïdes (1).

APPAREIL CIRCULATOIRE. — L'adénoïdien respirant mal, son *hématose* se fait avec difficulté, particulièrement pendant le sommeil. L'on a trouvé que le sang des adénoïdiens était plus chargé en acide carbonique, moins riche en oxygène que le sang d'un enfant normal. Les phénomènes d'infection peuvent également déterminer de la péricardite, de l'endocardite (Huchard).

SYSTÈME NERVEUX. RÉFLEXES. — Les adénoïdes, en tant qu'obstacle nasal, peuvent être le point de départ de réflexes à manifestations diverses. Ce sont des convulsions, crises épileptiformes, tics, des terreurs nocturnes ; l'enfant se réveille en sursaut, en proie à des cauchemars. D'autres fois, il pisse au lit et l'*énurésie nocturne* des jeunes enfants est bien souvent adénoïdienne, elle disparaît radicalement après l'ablation des végétations.   •

ÉTAT GÉNÉRAL. ARRÊT DE DÉVELOPPEMENT. — L'enfant

(1) Voy. *Journal des Praticiens*, juin 1906.

mange bien et ne profite pas, nous disent les parents : Il a le ventre dilaté et gros, l'ombilic saillant ; le haut du corps semble être arrêté dans son développement.

Ces raisons réunies font qu'il ne se développe pas ; il semble qu'il y ait là quelque chose qui l'empêche de partir, de grandir et qui est une entrave à sa vie normale.

Formes. — A. Telle est la *forme clinique la plus courante*, celle d'un enfant de quatre à six ans avec les manifestations les plus diverses qui peuvent exister à différents degrés chez le malade que l'on observe.

B. Mais les végétations peuvent exister dans le tout jeune âge, chez le *nourrisson*. Il est assez difficile, dans ce cas, de savoir si elles sont *acquises* dans les premières semaines de la vie, ou *congénitales* ; en tout cas on les rencontre à l'âge de deux ou trois semaines. Elles prennent alors une physionomie un peu particulière. L'enfant paraît très gêné dans sa respiration, il fait entendre du cornage, suppléant mal à l'obstruction nasale par la respiration buccale. Il a, en plus, de la peine à téter, il refuse le sein, ou ne peut continuer la succion, obligé de respirer par la bouche qui seule est libre. Il marche à l'athrepsie par insuffisance d'alimentation.

Chez lui, le diagnostic est peu aisé, le toucher, difficile à faire, n'est possible qu'avec le petit doigt. Mais on doit y songer chaque fois que l'on observe ces symptômes : en dehors d'un coryza aigu, il n'y a que les végétations qui les produisent de façon aussi nette.

C. L'*adulte* présente souvent des végétations qui peuvent persister jusqu'à un âge avancé, quarante à quarante-cinq ans et même plus. Il vient nous consulter soit pour de la gêne et de l'enchifrènement nasal, soit parce qu'il est devenu sourd depuis quelque temps, ou bien parce que sa voix se perd s'il est chanteur, ou se couvre et se fatigue s'il est orateur. Si on examine la gorge, on constate que la paroi postérieure du pharynx est rouge et parsemée de granulations. La rhinoscopie postérieure fait voir une hypertrophie de la glande de Luschka ; il existe du catarrhe naso-pharyngien chronique, cause de tout le mal.

Diagnostic. — Il est facile de faire le diagnostic exact de végétations adénoïdes à la condition de procéder par ordre : et l'on a dans le toucher naso-pharyngien un moyen de certitude.

Méfiez-vous d'un diagnostic fait à première vue et pensez que 'le *facies, dit adénoïdien,* se retrouve dans tous les obstacles des fosses nasales, éperons, polypes, déviations de la cloison, rhinite hypertrophique. Il mériterait bien plutôt le nom de *facies d'obstruction nasale.*

Il suffit de placer un spéculum dans le nez pour faire le diagnostic différentiel avec ces diverses affections.

Pronostic, Marche, Durée, Terminaison. —Le développement des végétations adénoïdes *est progressif* ; elles semblent parfois

Fig. 10. — Curette de Fein pour l'ablation des végétations.

grossir rapidement au cours ou dans la convalescence d'une fièvre éruptive, à la suite d'un rhume ou d'un coryza aigu, de la grippe.

Dans leur évolution, surviennent de temps à autre des *poussées aiguës*, des crises d'adénoïdite aiguë, durant lesquelles tous les phénomènes auxquels elles donnent lieu s'exagèrent.

Les végétations *s'atrophient vers l'âge de douze à quatorze ans*. Elles peuvent néanmoins persister, ainsi que nous l'avons vu, envahies plus ou moins par le tissu fibreux qui enferme dans ses mailles autant de clapiers purulents.

Les végétations adénoïdes, avec leur cortège de complications, par l'obstacle au développement, les déformations thoraciques auxquelles elles donnent lieu, les sécrétions septiques qu'elles déversent dans les appareils digestif et respiratoire, ont un *pronostic* plutôt *sérieux.*

C'est la grande cause de surdité des jeunes enfants, amenant parfois l'otite purulente avec toutes ses conséquences.

Heureusement la gravité de ce pronostic tombe devant le traitement qui, par la suppression des végétations, amène la cessation immédiate de tous les symptômes et le relèvement physique et moral du jeune sujet.

Traitement. — Quel traitement doit-on conseiller en présence d'un enfant chez qui on a diagnostiqué des végétations adénoïdes.

Traitement médical. — On doit toujours instituer tout d'abord un traitement médical qui est simplement *calmant*, fait cesser les poussées aiguës et permet de se rendre compte de l'état exact des parties en dehors de toute inflammation.

Il consistera : 1º CHEZ LES TOUT JEUNES ENFANTS, en l'administration de gouttes faiblement antiseptiques et astringentes, à la condition de les donner dans la position couchée à l'aide d'un compte-gouttes ou de la seringue de

Marfan : avec de l'huile mentholée à 1/100, de l'huile résorcinée à 1/50. 2º CHEZ LES SUJETS PLUS AGÉS, en l'administration de pommade mentholée boriquée à 1/100, en leur
enjoignant de bien la renifler :

Vaseline........	30 grammes.
Acide borique........	3 —
Menthol...	0ᵍʳ,25

Tel est le seul traitement médical qu'il convient d'indiquer aux malades. C'est-à-dire un traitement qui permette aux poussées aiguës de disparaître, de faire cesser
l'adénoïdite aiguë, mais qui n'a aucune action sur l'hypertrophie vraie, pas plus d'ailleurs que les badigeonnages du
cavum avec différentes substances astringentes qui, en
outre, sont douloureuses et difficiles à appliquer chez les
jeunes enfants.

Le seul traitement rationnel, le plus simple, est le
traitement *chirurgical*, l'*ablation des végétations*. Le traitement médical ne doit servir en réalité que de préparation
au traitement chirurgical.

Traitement chirurgical. — INDICATIONS OPÉRATOIRES.
Quand est-il indiqué d'opérer les végétations?

Les indications opératoires sont tirées :

1º *Chez l'enfant*, des troubles occasionnés par les végétations sur le développement, la gêne respiratoire nasale,
les troubles auriculaires, surdité, ou poussées d'otite avec
suppuration ou non, et tous les troubles que nous avons
énumérés plus haut.

2º *Chez le nourrisson*, l'impossibilité de prendre le sein,
l'athrepsie qui en résulte, et la dyspnée nocturne.

3º *Chez l'adulte*, le catarrhe naso-pharyngien chronique
qui entraîne, soit la surdité, soit la laryngite chronique
avec perte de la voix.

A QUEL AGE DOIT-ON OPÉRER? — Si l'indication est
formelle, il faut agir très rapidement, même si l'on a
affaire à un enfant nourrisson : l'opération est possible

sans grand danger, même à cet âge, à condition de prendre
certaines précautions.

Mais il vaut mieux n'opérer qu'à partir de trois ans.
L'enfant supporte a en effet mieux, s'il est un peu plus âgé,
le traumatisme d'une opération que l'on doit faire le
plus complètement possible pour éviter toute récidive.

Doit-on user de l'anesthésie (locale ou générale),
ou opérer l'enfant sans l'endormir ? — *Au-dessous
de deux ans*, on ne doit recourir à aucun anesthésique,
dangereux à cet âge, et inutile, car le nourrisson est toujours
très facile à manier.

Chez l'enfant de deux à quinze ans, on ne peut songer à
l'anesthésie locale, car les intoxications cocaïniques se
produisent chez lui avec une grande facilité ; en outre,
l'anesthésie locale n'assure pas une immobilité suffisante,
qui est le principal avantage de l'anesthésie générale.

Chez l'adulte, l'anesthésie locale est toujours suffisante,
sous forme de badigeonnages du cavum avec un porte-
ouate que l'on imbibe d'une solution de cocaïne à 1/20
ou 1/10

Peut-on se passer d'anesthésie générale chez
l'enfant ? — Cette question divise encore le monde des
spécialistes, et il y a des partisans comme des détracteurs
absolus de l'anesthésie générale pour opérer les végétations.

Il faut, à notre avis, aussi souvent qu'on le peut, se
passer d'anesthésie. Si l'on a affaire à un enfant docile,
lorsque les parents consentent à l'opération sans anesthésie, il vaut mieux l'opérer sans l'endormir. Néanmoins
l'usage du chloréthyle bien administré semble diminuer
beaucoup les chances d'accidents.

Il est évident qu'en cas de lésions cardiaques ou pulmonaires, il faut toujours observer ce principe.

Pour pratiquer l'anesthésie. — On n'emploie aujour-
d'hui que des anesthésiques à action courte, le *brométhyle*,
ou mieux le *chloréthyle*.

Nous ne nous servons plus que du chloréthyle qui a comme grand avantage une élimination rapide ; administré avec l'appareil Décolland, il permet, avec des doses de 1 centimètre cube, d'endormir les petits malades. Nous ne reviendrons pas ici sur la technique de la chloréthylisation, l'ayant déjà exposée en détail (1). Mais nous ne saurions trop répéter de se conformer bien exactement à toutes les règles, si l'on veut ne pas avoir d'accidents.

L'enfant doit être assis, maintenu sur les genoux d'un aide en position rhinologique solidement maintenu. Ou mieux, si possible, un aide supplémentaire lui tient la tête.

Que l'on se contente d'un seul aide ou de deux, il faut que celui qui tient l'opéré sur ses genoux soit très au courant de l'anesthésie, qu'il connaisse le moment où l'*enfant mollit*. C'est à ce moment précis qu'il convient de cesser l'administration du chloréthyle; qu'il sache aussi les différentes manœuvres à exécuter pendant l'opération à chacun des divers temps, cela est indispensable pour la réussite de l'intervention.

Technique opératoire. — *L'ablation en un seul temps* est le seul procédé à recommander. Elle doit se faire toujours par la voie buccale, qui est la voie d'accès vers le cavum la plus facile et la plus large.

Instruments. — On peut enlever les végétations en se servant de la pince à cuillers ou mieux de la curette.

Les *pinces* à employer doivent présenter pour contourner le voile une double courbure. Devant couper sur place, les cuillers sont tranchantes, mais seulement sur leurs bords postérieurs et supérieurs; en avant elles s'écartent l'une de l'autre pour ne pas pincer le voile du palais. En plusieurs prises, on enlève dans le cavum tout ce que l'on peut saisir. Mais cette méthode est insuffisante : elle n'enlève pas suffisamment la tumeur au ras de son inser-

(1) Guisez, Maladies des Fosses nasales, p. 56.

Guisez.   4

tion, laissant des points adhérents à la paroi postérieure, sources d'*hémorragies secondaires* et de *récidives*. Elle ne doit être employée, comme nous le verrons, que dans certaines conditions spéciales chez le nourrisson et chez l'adulte.

La *curette* annulaire est l'instrument de choix pour l'ablation des végétations : elle se compose d'une sorte d'anneau triangulaire, dont la partie interne est tranchante et montée sur un manche bien à la main. Cet instrument, imaginé par Gottstein, a été modifié par Moritz Schmidtz, qui en a reporté la lame en avant. Elle ne fait ainsi qu'enlever

Fig. 11. — Pince du Dr Châtellier.

ce qui dépasse de la muqueuse, sans mordre sur elle, ne la lésant pour ainsi dire pas.

Le tranchant de ces curettes doit être légèrement émoussé; trop vif, il amène des hémorragies plus abondantes (1).

Comme instruments accessoires, disposer dans un plateau placé sur une table à droite de l'opérateur, un ouvre-bouche, un abaisse-langue, une pince de Châtellier, une pince à langue en cas de besoin. Le tout doit être soigneusement stérilisé, bouilli, ou passé à l'autoclave.

Technique. — L'enfant étant tenu comme nous avons dit, endormi ou non, rapidement on saisit l'abaisse-langue de la main gauche, et, s'en servant comme d'un coin, on

(1) La curette de Fein (fig. 10), par sa forme et son « action en manivelle », permet un curettage facile du cavum avec une ouverture moins grande de la bouche.

l'introduit entre les mâchoires et on le fait tourner un peu
pour les écarter; par la fente ainsi produite, on introduit

Fig. 12. — Examen du malade.

les mors fermés de l'ouvre-bouche, que l'on ouvre de cinq
ou six crans et non à fond (fig. 13); une trop grande
ouverture de la bouche pouvant amener une luxation et
le spasme de la glotte.

Maintenant la langue avec l'abaisse-langue de la main gauche, ayant bien en vue le cavum, on saisit la curette de la main droite à pleine main, l'index allongé le long de l'instrument pour le guider. La curette est dirigée dans le fond de la bouche horizontalement (fig. 14), en contournant le voile, elle est insinuée dans le pharynx, elle est ensuite redressée, et abaissant le manche, elle va gagner la voûte du cavum en remontant le plus haut possible (fig. 15). On appuie fortement sur la paroi postérieure, on relève vivement le manche. La curette exécute son mouvement de descente que l'on prolonge le plus bas possible pour bien sectionner

Fig. 13. — Ouvre-bouche de Doyen.

les tumeurs à enlever (fig. 16 et 17). Ce coup médian étant donné, appliquer ensuite de la même façon deux ou trois fois la curette à la voûte et sur les parties latérales, de façon qu'aucun coin n'échappe au curettage. Dès que celui-ci est jugé suffisant, retirer les instruments, pencher rapidement la tête de l'enfant en avant, pour éviter la chute du sang dans les voies aériennes, car l'hémorragie immédiate est toujours abondante. On le redresse, on attend que l'hémorragie cesse, ce dont on s'assure par un examen du cavum : l'opération, qui n'a duré qu'une à deux minutes, est terminée.

Les végétations, au moment du curettage, tombent dans la bouche, et il est possible de les maintenir sur le dos de l'abaisse-langue. En faisant exécuter à celui-ci un mouvement rapide d'élévation, en le retirant, il est élégant de les faire sauter hors de la bouche pour présenter ensuite totalité de la masse enlevée ; sinon elles sont dégluties; rarement

Fig. 14. — Premier temps d'ablation d'adénoïdes.
Curette incurvée entre le voile et la tumeur.

elles tombent dans les voies aériennes, complication d'ailleurs sans gravité car elles sont expulsées par la toux, sauf, ainsi que nous le verrons plus loin, chez les nourrissons.

Fig. 15. — Deuxième temps d'ablation d'adénoïdes.
La curette rase la voûte.

L'hémorragie doit cesser rapidement : sinon c'est qu'il reste des débris saignants appendus à la voûte du cavum :

quelques bonnes prises avec la pince de Châtellier, ou

Fig. 16. — Troisième temps d'ablation d'adénoïdes.
La tumeur est prise dans la curette.

mieux un coup de curette supplémentaire ont bien vite
fait de le débarrasser.

Nous ne recommandons aucun lavage immédiat, aucune

Fig. 17. — Quatrième temps d'ablation d'adénoïdes. La tumeur tombe sur la langue.

irrigation de la gorge comme inutile ou même dangereuse pour les trompes.

Le petit malade est ensuite couché dans un lit bien chaud ou sur une chaise longue.

On prend la peine d'écrire les recommandations pour les soins consécutifs sur une note que l'on remet aux parents.

L'enfant doit *garder le repos et la chambre pendant quatre ou cinq jours.* Ne prendre, le jour de l'opération, rien que de la glace et du bouillon froid par petites quantités.

Le lendemain, alimentation légère liquide, les jours suivants, alimentation demi-solide. Sortie et vie normale le sixième ou septième jour ; pendant tout ce laps de temps, ne prescrire aucun lavage aucun gargarisme comme favorisant l'hémorragie.

Suites opératoires. — Les suites opératoires sont très simples ; l'enfant reste engourdi pendant quelques heures, ou, s'il crie aussitôt l'opération, il se calme et se rendort bientôt. En somme, il souffre peu, et d'autant moins qu'il est plus jeune, les tissus étant très friables dans le jeune âge.

Il convient de prévenir les parents que le petit opéré peut avoir des vomissements noirâtres le jour de l'opération, dus à la déglutition du sang qui, mêlé aux mucosités stomacales, ne manquerait pas d'effrayer l'entourage. *S'il se produit une légère hémorragie*, ce dont on est averti par une légère épistaxis ou des crachements de sang : conseiller de verser dans chaque narine, et dans la position couchée, quelques gouttes d'eau oxygénée à 12 volumes ; si elle continue, faire venir le médecin.

Résultats opératoires. — L'enfant reprend sa mine et profite rapidement de l'opération, on en voit qui gagnent plusieurs kilos dans les mois qui suivent l'opération.

Du côté des fosses nasales, la rhinite hypertrophique naso-congestive disparaît, et il ne reste plus trace de l'obstruction nasale.

La surdité, l'otite purulente récentes se guérissent spon-

tanément. Il n'est besoin d'un traitement local que si
ces lésions étaient trop anciennes.

S'il coexiste des amygdales palatines, doit-on les opérer
en même temps, ou remettre leur ablation à une séance
ultérieure. Les partisans de l'opération en deux temps pen-
sent qu'une fois les adénoïdes enlevés, les amygdales peuvent régresser : cela est bien rarement vrai, et mieux vaut
opérer le tout en une séance, le traumatisme par l'ablation des amygdales avec les instruments dont nous disposons est insignifiant : il suffit de se presser un peu pour
mener à bien les deux interventions.

Voici une question qui est souvent posée au médecin :
Les adénoïdes, une fois enlevées, *repousseront-elles?* La
plupart *des récidives*, à notre sens, proviennent d'opérations incomplètes, faites à la pince en particulier, ou du
curettage peu soigneux de la voûte. Cependant, chez les
enfants strumeux opérés très jeunes, chez les nourrissons,
où l'opération est forcément incomplète, les récidives ne
sont pas rares.

OPÉRATION CHEZ LE NOURRISSON. — Chez lui, on doit
toujours opérer à la pince, à cause de la gravité particulière de la chute des végétations dans le rhino-pharynx. On
se sert d'une pince à mors courts, et dont la partie prenante
est seule recourbée (pince de Lubet-Barbon) (fig. 18).
L'opération se fait également l'enfant étant assis, mais
l'on se sert d'un petit abaisse-langue. On ne prend dans la
pince que lorsque l'on ne sent aucune résistance, sinon
on peut léser les bourrelets tubaires et l'extrémité postérieure de la cloison.

OPÉRATION CHEZ L'ADULTE. — Chez l'adulte, nous
conseillons l'ablation à la pince; point n'est besoin d'user
du contrôle du miroir, lorsque l'on a repéré bien exactement à l'avance la tumeur à enlever. La curette est en
effet d'application très douloureuse chez lui, laissant des
douleurs dans le cou, du torticolis dans les heures qui

suivent, et un arrachement de la fibro-muqueuse postérieure, très long à cicatriser.

**Ce qu'il ne faut pas
faire.** — I. C'est à propos
des végétations adénoïdes que
le *primum non nocere* doit
faire réfléchir le praticien. C'est
d'abord au point de vue diagnostic de **méconnaître les
végétations**, de ne point leur
rapporter des crises de surdité,
des poussées d'otite aiguë, de
laryngite striduleuse, d'énurésie
nocturne, de prendre de la rhinite vaso-congestive pour de
l'hypertrophie vraie et de réduire les cornets par exemple,
alors que l'obstacle siège dans
le cavum. C'est, erreur inverse,
donnant une valeur absolue au
facies adénoïdien par exemple,
de méconnaître un éperon nasal,
des polypes, de la rhinite hypertrophique, qui amènent les
mêmes déformations faciales
(*facies d'obstruction nasale*).

II. Avant de prendre une dé-
cision opératoire, il convient de
toujours soumettre les malades
à un *traitement médical* préparatoire antiseptique local.

1º Pour ne point prendre une
poussée d'adénoïdite aiguë pour
de l'*hypertrophie vraie*, laquelle
disparaît d'ailleurs généralement après des soins très courts.

Fig. 18. — Pince de Lubet-
Barbon pour végétations.

2º Le toucher lui-même, lorsque l'on se méfie d'une poussée d'adénoïdite, ne devra pas être fait au premier examen; il ne sera fait qu'à une date ultérieure, après traitement médical, si l'on veut éviter une poussée d'otite et des phénomènes infectieux parfois très sérieux.

3º A plus forte raison, ne devra-t-on jamais opérer un malade d'emblée et en pleine poussée d'adénoïdite : les lésions aiguës les plus graves, des phénomènes d'infection en seraient la conséquence.

III. L'opération doit toujours être faite autant que possible à domicile ou, si c'est dans une clinique, on doit laisser les malades se reposer quelques heures. Mais n'opérez jamais des végétations dans votre cabinet, vous vous exposeriez aux plus graves mécomptes.

IV. *Faire prendre exactement la température* des enfants avant l'opération, à opérer dans la période d'incubation d'une fièvre éruptive, si commune chez les enfants, ou au début de l'évolution d'une otite aiguë, ce dont on sera averti par l'examen systématique des oreilles avant l'opération.

V. Enfin, si, *à l'âge de la puberté*, vous constatez des végétations chez l'enfant, ne poussez pas trop à l'opération, car spontanément ou avec un traitement médical qui réduit les poussées aiguës, les végétations régresseront.

VI. Pour l'opération, la faire le plus complètement possible, et *se méfier des opérations incomplètes*. Ne pas se servir uniquement de la pince, qui, encore trop employée, morcelle la tumeur au lieu de l'enlever, en rasant la muqueuse, exposant partout à laisser des fragments adhérents, sources de récidives et d'hémorragies parfois graves.

FIBROMES NASO-PHARYNGIENS

On désigne ainsi des tumeurs *spéciales* à l'adolescence et au sexe masculin, développées sur la paroi postérieure et la voûte du cavum et présentant une consistance *fibreuse* et même *fibro-sarcomateuse*, évoluant comme de véritables *néoplasmes malins*.

Anatomie pathologique. — Au point de vue de leur constitution, ce sont des *fibromes*, mais des fibromes en voie d'évolution. Les cellules conjonctives peuvent rester à l'état embryonnaire et se manifester à l'état d'éléments cellulaires sarcomateux. Ce sont donc *presque des sarcomes*. Ces caractères histologiques nous expliquent le caractère malin de ces tumeurs et leur rapidité de développement que rien ne semble arrêter.

La tumeur, toujours unique, largement sessile, prend son *point d'insertion* principal sur le trousseau fibreux prévertébral ou sur la face antéro-inférieure de l'apophyse basilaire de l'occipital, accessoirement sur le plafond de la fosse nasale, l'aile interne de l'apophyse ptérygoïde. Il est assez difficile, à cause des adhérences contractées ultérieurement, de savoir le point exact d'insertion de la tumeur, lorsque celle-ci a pris un très grand développement.

En effet, par son accroissement progressif, elle ne tarde pas à remplir d'abord tout le cavum, puis elle envoie des prolongements exubérants qui refoulent les organes, les font sortir de leurs cavités, détruisent les os, la cloison, les cornets.

Les prolongements se font : soit du côté des fosses nasales et de là dans les cavités accessoires et le sinus, soit vers le pharynx buccal et la bouche, soit vers les fosses zygomatiques et temporales, soit dans le crâne à travers la lame criblée, soit dans l'orbite.

Étiologie. — **Causes prédisposantes.** — SEXE. AGE. C'est chez le jeune homme de quinze à vingt-cinq ans que l'on rencontre presque exclusivement le polype nasopharyngien. Il est exceptionnel de le rencontrer chez la femme, et, lorsqu'il existe chez celle-ci, il peut se développer à tout âge.

Causes déterminantes. — Le polype naso-pharyngien semble être l'analogue du fibrome chez la femme. Nous ne connaissons aucune cause déterminante bien établie de cette affection. Mais il semble y avoir une relation étroite entre le développement *des végétations adénoïdes* et celui de ces fibromes. Peut-être seraient-ils la dégénérescence de celles-ci. Les fibromes naso-pharyngiens en effet, qui étaient autrefois si fréquents, ne sont plus aujourd'hui que de véritables raretés, sans doute parce que maintenant on opère beaucoup plus les végétations adénoïdes.

Symptomatologie. — Tous les classiques reconnaissent schématiquement dans l'évolution des fibromes naso-pharyngiens trois périodes :

Une première période *latente du début* ;

Une deuxième période *d'état* ;

Une troisième période *d'envahissement,* avec déformations et cachexie.

1° Période latente de début. — Les symptômes auxquels donne lieu *au début* le fibrome sont tout à fait insidieux. Ce sont, pendant très longtemps, des signes de *coryzi chronique*, avec cependant ce caractère tout à fait particulier que l'enchifrènement est *unilatéral.*

Le malade mouche des mucosités purulentes et épaisses ; il est sujet de temps à autre à des épistaxis, il se plaint aussi de gêne dans la gorge ; il a du nasonnement et parfois aussi de la céphalée sourde, tenace, à localisation postérieure. Mais il n'y a, en réalité, rien là qui puisse faire supposer l'évolution d'une tumeur de nature maligne.

Si à cette période on a l'idée de pratiquer systématiquement l'examen des fosses nasales et du cavum, on constate une petite tumeur rouge, sessile, arrondie, lisse, qu'il est facile d'aborder par les voies naturelles.

2° Période d'état. — Mais bien souvent pareille constatation n'est pas faite, on ne prend point garde à tous ces symptômes qui paraissent être l'apanage d'un coryza vulgaire : la tumeur se développe, et amène alors des troubles tout à fait caractéristiques.

L'OBSTRUCTION NASALE devient complète et force le malade à respirer par la bouche, il dort la bouche ouverte et ronfle bruyamment en dormant.

La *voix*, de ce fait, devient nasillarde, l'*odorat* et bien souvent le goût sont supprimés. L'*ouïe*, par compression des trompes d'Eustache, est altérée ou même supprimée d'un ou des deux côtés.

Les SÉCRÉTIONS PURULENTES sont très abondantes, et comme, par le défaut de courant d'air, l'acte de se moucher est devenu impossible, elles stagnent et deviennent fétides, s'écoulant constamment sur la lèvre supérieure.

Les ÉPISTAXIS surviennent de temps à autre, inquiétantes par leur répétition et leur abondance, amenant le sujet rapidement à un très grand degré d'anémie. Le volume de la tumeur qui refoule le voile du palais gêne la *déglutition*, et les boissons ingérées repassent par les fosses nasales.

Il existe aussi une *céphalée* constante, sourde, gravative, enfin parfois, du fait des phénomènes de compression, des *névralgies* dans le domaine du trijumeau.

SIGNES PHYSIQUES. — Si on examine le pharynx du malade, on voit que le voile du palais est abaissé et refoulé en avant, convexe sur la ligne médiane ou latéralement ; il est immobile. Quelquefois le simple examen avec l'abaisse-langue, surtout dans les mouvements des narines, fait voir le bord et la face antérieure d'une tumeur lisse, rouge.

La rhinoscopie postérieure, quand l'introduction du miroir est encore possible, montre mieux cette tumeur qui, au lieu d'un aspect lisse et unilobé, présente souvent plusieurs lobes origines de prolongements ultérieurs et quelquefois, on note à sa surface des arborisations vasculaires. Le toucher rhino-pharyngien, que l'on doit faire très prudemment et très légèrement, à cause des hémorragies parfois graves qui en résultent, permet de sentir la présence de cette volumineuse tumeur lisse, dure, immobile. Rarement le toucher renseigne sur le point d'insertion. Mais en le combinant avec l'**examen au spéculum** et en se servant de l'exploration au stylet, on peut arriver parfois à délimiter exactement son pédicule d'insertion.

3º **Période de déformation, d'envahissement et de cachexie.** — Rapidement, si l'on n'intervient pas, le polype envahit toutes les régions qui se trouvent à sa portée et les signes dès lors observés varient suivant les cavités qu'il envahit, les organes qu'il comprime et détruit.

Du côté de la *gorge*, il l'obstrue et refoule le voile du palais.

Du côté des *fosses nasales*, il amène des déformations faciales tout à fait caractéristiques ; il fait rapidement saillie au dehors des narines ; le nez, dévié dans sa direction, paraît aplati, épaté, élargi. Il comprime le canal lacrymo-nasal, amenant de l'épiphora et une tumeur lacrymale. Pénétrant dans le sinus maxillaire, il déforme la joue, en repoussant la paroi antérieure de cette cavité, il peut effacer la concavité du palais osseux qu'il détruit et perfore quelquefois.

Les *prolongements orbitaires* amènent de l'exophtalmie. Les paupières ne peuvent plus se fermer sur le globe oculaire, il en résulte des kératites ; le nerf optique peut être détruit par compression, d'où cécité.

Quand la fosse *zygomatique* est envahie, il en résulte de l'empâtement de la région parotidienne, de l'effacement unilatéral du creux qui existe normalement dans cette région.

Les prolongements *intracraniens* sont pour ainsi dire latents et ne sont la plupart du temps que des trouvailles d'autopsie. Le coma est souvent le seul signe qui révèle, trop tard, hélas, cette complication. Parfois cependant la céphalée intense, la somnolence, les douleurs frontales pourront la laisser supposer.

La difficulté de l'alimentation, la gêne de la déglutition, les hémorragies répétées, les sécrétions purulentes qui s'écoulent dans l'œsophage, tous ces symptômes réunis amènent le malade à un degré de *cachexie* que révèlent l'extrême pâleur de la face et l'amaigrissement très marqué.

Marche. Durée. Terminaison. — La tumeur évolue sourdement et progressivement; elle met souvent des mois à atteindre la période d'envahissement.

L'*évolution* marche d'autant plus vite que le sujet est plus jeune. Sa durée moyenne est de un an à dix-huit mois.

La terminaison est généralement *fatale*, soit progressive du fait de la cachexie, soit parfois brusque par le coma, par les complications cérébrales.

La *guérison* est possible cependant par deux mécanismes différents : 1º Ou bien, fait très rare, dont il n'existe que deux ou trois cas dans la science (cas de Gérard Marchant), le polype se *sphacèle* et est éliminé spontanément.

2º La *régression spontanée du polype naso-pharyngien* vers l'âge de vingt-cinq ans est un fait bien établi et Velpeau fait remarquer qu'il doit se produire dans ce cas un phénomène analogue à ce qui se passe pour les fibromes utérins au moment de la ménopause.

Pronostic. — Néanmoins, ce ne sont que des circonstances exceptionnelles et le pronostic de semblables tumeurs est de la plus haute gravité. Il est, on le conçoit, d'autant plus grave que le sujet est plus jeune, ainsi que nous venons de le voir.

Diagnostic. — 1º C'est dans cette affection que l'utilité des connaissances rhinologiques s'affirme au plus haut point.

Si l'examen rhinoscopique était mieux connu des médecins, si au lieu de considérer comme un coryza chronique banal et de le traiter comme tel on faisait systématiquement, chez un jeune homme qui se plaint d'obstruction nasale, de petites épistaxis, l'examen du nez et du naso-pharynx on pourrait diagnostiquer plus souvent la tumeur à la *période de début* et intervenir simplement et utilement en se servant des voies naturelles.

2º Lorsque la tumeur a acquis un volume moyen, le diagnostic est des plus simples, l'ensemble des signes fonctionnels et physiques permet de l'établir d'une façon tout à fait affirmative : l'âge du malade, l'évolution, les épistaxis, l'aspect rouge lisse de la tumeur font poser le diagnostic. Tous ces caractères nettement tranchés empêchent de la confondre avec une tumeur *maligne des fosses nasales ou du pharynx*, qui n'a pas du tout le même aspect et se développe à un tout autre âge ; avec un *abcès froid* des premières vertèbres cervicales. Il est impossible de confondre le fibrome avec des *végétations adénoïdes* même volumineuses, le toucher donne une sensation et la rhinoscopie un aspect tout différents.

Peut-on reconnaître les *prolongements* émis par le polype naso-pharyngien ?

Cela est très facile pour tous ceux qui se portent vers l'orbite, le sinus maxillaire, la fosse zygomatique, mais il n'en est pas de même des prolongements intracraniens qui évoluent insidieusement et ne se révèlent que par des symptômes foudroyants.

A l'examen de la pupille, si on trouve de l'atrophie, cela indique qu'il y a évolution du côté de l'encéphale et compression des nerfs ou des couches optiques, mais la valeur de ce signe est contestée par beaucoup d'auteurs (Michaux).

Traitement. — Le traitement *doit être uniquement chirurgical*; il varie suivant le volume du polype.

Tantôt, en effet, on peut l'atteindre et l'extirper par les *voies naturelles*, d'autres fois au contraire il faut se créer une *voie artificielle* pour arriver à enlever la totalité de la tumeur.

OPÉRATION PAR LES VOIES NATURELLES. — Les progrès et la diffusion de la rhinologie permettent d'escompter aujourd'hui sur une thérapeutique beaucoup plus simple qu'autrefois : bientôt les opérations mutilantes ne seront plus décrites qu'à l'état historique.

L'opération par les voies naturelles ne doit pas être en effet palliative, mais *curative*; elle doit ambitionner la cure radicale de la tumeur.

Indications. — Ici, comme en toute thérapeutique, il faut respecter cette règle absolue : *user des voies naturelles* pour pratiquer l'intervention.

Mais l'opération par les voies naturelles ne doit être employée que si la tumeur est exactement limitée au cavum et si les prolongements n'envahissent que l'arrière-portion des fosses nasales.

Les hémorragies, autrefois si redoutables, ne sont plus à craindre maintenant, grâce à l'emploi d'instruments et d'une technique beaucoup plus perfectionnés. Elles se produisent avec autant d'abondance, sont aussi malaisées à combattre par une brèche artificielle que par les orifices naturels.

L'opération par les voies naturelles ne doit être entreprise que lorsque le diagnostic de siège, de volume, et d'étendue aura été exactement posé.

C'est par les fosses nasales, mais surtout par la *bouche* et le *naso-pharynx* que l'opération se pratique. Chacune de ces voies présente ses indications, suivant le siège et le volume de la tumeur ; si la tumeur est petite, haut placée, on pourra l'aborder par la voie nasale; au contraire si elle est grosse, adhérente, c'est la voie pharyngée qui est préférable.

Sans parler de toutes les anciennes méthodes successivement préconisées et délaissées, trois moyens sont actuellement employés pour enlever ou détruire la tumeur.

On a le choix entre deux méthodes non sanglantes :
la cautérisation et l'électrolyse, et une sanglante, qui comprend l'arrachement et la rugination du polype.

L'anesthésie locale est suffisante pour ce qui concerne les ablations par les fosses nasales, mais le procédé sanglant de l'arrachement avec rugination nécessite l'anesthésie chloroformique.

1º **Cautérisation.** — Elle peut se pratiquer de deux façons différentes :

1º A l'aide du cautère galvanique, on fait une série de CAUTÉRISATIONS INTERSTITIELLES qui ont pour but la destruction et la rétraction de la masse, mais cette méthode est très lente, difficile à appliquer, expose aux hémorragies et ne doit être aujourd'hui considérée que comme un moyen d'exception : elle ne doit être employée *que comme traitement complémentaire* destiné à détruire des parcelles de la tumeur qui auraient échappé à l'intervention sanglante par exemple.

2º C'est plutôt sous la forme D'ANSE GALVANIQUE que le galvanocautère doit être employé. Ce procédé consiste à enserrer le pédicule du polype à l'aide d'un fil dans lequel on fait passer un courant qui, le portant au rouge sombre, sectionne le polype.

On engage l'anse par la fosse nasale la plus libre et on la guide avec le doigt dans le pharynx qui la fait glisser autour de la tumeur.

Cette section doit donc théoriquement se faire sans hémorragie, mais, pour que cette dernière condition soit réalisée, il faut avoir soin de chauffer le fil au rouge sombre en graduant suffisamment le courant électrique à l'aide du rhéostat. On doit procéder lentement, en interrompant de temps à autre le courant pour ne pas brûler le fil.

La section à l'anse ne présente en somme que des indications restreintes ; il faut en effet, pour qu'elle soit applicable, que la tumeur soit pédiculée, ce qui est rare en matière de polype naso-pharyngien. De plus, il est difficile à travers la fosse nasale, toujours étroite, de façonner l'anse pour entourer la partie à sectionner.

2º **Électrolyse**. — L'électrolyse, faite en de nombreuses séances à l'aide d'aiguilles électrolytiques, peut amener la destruction de la tumeur. Les deux aiguilles de platine sont introduites par les fosses nasales ou par la bouche, ou en combinant ces deux voies d'accès. Elles doivent être implantées le plus près possible du pédicule, de façon que les vaisseaux nourriciers soient les premiers détruits. Les séances doivent durer de quinze à vingt minutes chacune ; on commence avec des courants de 10 *milliampères* jusqu'à 40. La destruction de la tumeur est obtenue très lentement, d'autant que les séances devront être très nombreuses et suffisamment espacées. Mais ce traitement a donné de véritables succès dans les mains de tous ceux qui ont la patience de l'entreprendre, et il doit être recommandé en première ligne de toutes les opérations non sanglantes, comme inoffensif et d'une application indolore.

3º **Méthode sanglante**. — 1º ARRACHEMENT. — L'arrachement pur et simple se fait à l'aide d'une pince à forme recourbée et à mors puissant, introduite généralement par la bouche ; il doit être aujourd'hui généralement délaissé : il agit à l'aveugle, enlevant les os adhérant au néoplasme, ouvrant parfois la cavité cranienne ; il est insuffisant, laissant subsister des débris qui peuvent être l'origine de récidives.

Il ne doit être employé que précédé de la désinsertion de la tumeur au niveau de son pédicule, à l'aide d'instruments appropriés ou rugines (fig. 19 et 20).

2º ARRACHEMENT COMBINÉ A LA RUGINATION. — Ce procédé combiné constitue la méthode de choix pour l'extirpation rapide et radicale des polypes naso-pharyngiens par la bouche.

Le malade, chloroformé, est placé dans la position de
Rose, tête déclive. On dispose dans un plateau des rugines
de courbures appropriées destinées, à détacher la tumeur
à son point d'implantation, des pinces à fibrome, soit la
pince de Doyen, soit la pince d'Escat (fig. 21), un abaisse-
langue, des pinces de Museux. Dans une autre cuvette, on aura
une grande quantité de compresses, de grosses éponges
montées destinées à faire l'hémostase, car l'opération va
être dramatique par l'hémorragie qui va se produire.

C'est par le toucher surtout que l'on manœuvre au fond
de la bouche. La langue étant tirée à l'aide d'une pince,
l'abaisse-langue étant placé, on saisit la tumeur avec une

Fig. 19. — Rugine à double courbure du Dr Doyen, pour détacher
le pédicule.

pince de Museux, rapidement avec la rugine maniée de
la main droite on la désinsère de son insertion et de ses
adhérences, un flot de sang se produit, qui inonde la tête
du malade, sortant à la fois par le nez et par la bouche.

Fig. 20. — Rugine spéciale du Dr Doyen, pour détacher le pédicule.

Pressez-vous car, dès que la désinsertion sera finie, l'hémorragie cessera instantanément. Avec la pince, dès que le dé-
collement est jugé suffisant, on étreint ce qui reste du
pédicule et par torsion on pratique d'un seul coup
l'extraction de la masse ainsi libérée.

La perte de sang sera d'autant moins abondante que

l'opération aura été plus rapide, l'extraction plus complète.

Lorsque celle-ci persiste, un tamponnement serré du cavum, fait simplement à l'aide de compresses et d'éponges montées sur des pinces courbes maintenues avec force dans le cavum, en a facilement raison. Ce tamponnement est enlevé au bout de quelques minutes. On repasse la

Fig. 21. — Pince coupante du Dr Escat, à verrou.

pince pour enlever les débris qui peuvent être l'origine d'hémorragies ultérieures et on ne laisse de pansement compressif que si celle-ci persiste.

Bien conduite et rapidement exécutée, lorsque les adhérences ne sont pas nombreuses et lorsque les prolongements ne sont pas trop étendus du côté des fosses nasales, elle donne les meilleurs résultats. Les cas d'hémorragies graves au cours de cette opération sont infiniment rares.

OPÉRATION PAR UNE VOIE ARTIFICIELLE. — Elle comprend : 1º une opération préliminaire permettant d'aborder la tumeur ; 2º l'extirpation de la tumeur proprement dite.

Plusieurs voies permettent de l'aborder : *nasale, faciale, transmaxillaire, palatine.*

1º La *voie nasale* a pour but d'atteindre la tumeur en passant par les fosses nasales. On fait : 1º soit une incision *médiane du nez* avec écartement des os propres; 2º soit, suivant le procédé d'Ollier, on pratique l'*ostéotomie verticale* du nez et son renversement de haut en bas.

Cette méthode donne une voie d'accès profonde et étroite; elle ne convient qu'aux tumeurs à développement surtout nasal.

2º La *voie transmaxillaire* avec résection temporaire du maxillaire, partielle ou totale, donne un large accès sur la tumeur et ses prolongements.

3º La *combinaison des deux méthodes précédentes* : la *voie transmaxillo-nasale* (Faure), est à notre avis *la méthode de choix*. Elle a pour but la résection des os propres, de l'apophyse montante des parois antérieures et internes du sinus maxillaire ; elle a sur la voie maxillaire simple l'avantage d'une hémorragie beaucoup moindre ; elle ne donne ultérieurement qu'une déformation squelettique tout à fait insignifiante ; c'est la voie qui doit être adoptée pour toutes les tumeurs volumineuses du nez et du cavum.

4º La *voie palatine* comporte : 1º soit la simple section du voile du palais ; 2º soit la résection osseuse de la voûte palatine.

a) La *section simple du voile du palais* par une incision antéro-postérieure pratiquée en dehors de la luette ne donne que peu de jour sur le cavum par l'écartement des deux lambeaux ainsi obtenus.

b) La *résection osseuse temporaire de la voûte* par le procédé à trappe de Chalot est une extension du précédent, comportant la résection temporaire d'une bonne partie de la voûte palatine osseuse.

En somme, et *pour conclure*, les opérations par voie artificielle ne seront à conseiller qu'en dernier ressort ; elles donnent en effet lieu à des hémorragies souvent considérables et à des cicatrices toujours visibles et, parmi elles, la voie palatine ou l'opération transmaxillo-nasale méritent seules d'être conservées.

Aujourd'hui, grâce aux progrès et à la diffusion de la rhinoscopie, comme il nous est donné d'intervenir toujours à temps : l'extraction par les voies naturelles, en particulier par la bouche avec libération ou non du voile du palais, sera *la méthode de choix*.

II. — PHARYNX.

ANATOMIE DU PHARYNX

Lorsque l'on examine la bouche et que l'on déprime la langue avec une cuiller, on aperçoit immédiatement au fond le *voile du palais* dont le bord inférieur présente sur la ligne médiane un appendice, la *luette*.

Le bord inférieur du voile va se dédoubler de chaque côté

Fig. 22. — Pharynx normal.

pour constituer les *deux piliers* du pharynx ; l'un, le pilier antérieur, se dirige vers la base de la langue ; l'autre, le pilier postérieur, vers la paroi postérieure du pharynx. Leur écartement circonscrit *une loge, la fosse amygdalienne*, où est placé un amas lymphoïde qui joue le plus grand rôle dans la pathologie pharyngée : *l'amygdale palatine*.

La base de la langue, les piliers et le bord inférieur du

voile circonscrivent une sorte d'anneau, l'*isthme du pharynx* qui mène de la bouche dans le pharynx, et par où le bol alimentaire passe dans les voies digestives.

Le pharynx, situé immédiatement en arrière, fait suite en haut au naso-pharynx, et descend en bas en arrière du pharynx, jusqu'au chaton cricoïdien où il se continue avec l'œsophage.

Aussi, communément, divise-t-on le pharynx proprement dit en deux *portions* : l'*une supérieure*, située en arrière de la base de la langue : *pharynx buccal*; l'*autre inférieure*, placée en arrière du larynx : *pharynx inférieur* ou *laryngien*, division toute schématique qui n'a aucune importance en pathologie et qui ne mérite pas d'être conservée.

Si nous passons en revue les différentes parois du pharynx : nous voyons que la *paroi antérieure* est surtout constituée par la base de la langue qui présente à sa partie moyenne un amas de follicules clos, c'est l'*amygdale linguale* ou quatrième amygdale dont l'hypertrophie joue un certain rôle en pathologie. Plus bas, le pharynx est limité en avant par l'épiglotte, les replis ary-épiglottiques, la face postérieure des aryténoïdes et du chaton cricoïdien.

La *paroi postérieure* présente un squelette constitué par la paroi antérieure des corps vertébraux, qui sont doublés des muscles prévertébraux, et de l'aponévrose pharyngienne recouvre un espace celluleux dans lequel on trouve deux ganglions, origines du phlegmon rétropharyngien : les *ganglions de Gillette,* qui n'existent que dans l'enfance.

Les *parois latérales* renferment les *amygdales* dans la loge amygdalienne que circonscrivent les piliers antérieur et postérieur. L'amygdale ne remplit pas toute la loge et laisse en haut un espace libre, *la fossette sus-amygdalienne*, très importante à connaître en clinique. Sa face interne présente une série d'orifices qui mènent dans des cavités appelées *cryptes amygdaliennes.*

En dehors, l'amygdale répond aux gros vaisseaux du cou, en particulier à la carotide interne, dont elle n'est séparée que par un espace d'un centimètre et demi ou deux, occupé par l'aponévrose pharyngée, un petit muscle et du tissu cellulaire ; de là l'indication de ne pas porter d'instruments tranchants directement en dehors de l'amygdale.

EXPLORATION. — EXAMEN.

Il ne suffit pas de faire ouvrir la bouche pour examiner la gorge du malade. Cet examen nécessite une technique, comme celui de toute région cavitaire, et nous désirons attirer l'attention

Fig. 23. — Abaisse-langue de Lermoyez.

Fig. 24. — Abaisse-langue du Dr Chatelier.

des médecins sur certains points tout à fait particuliers.

Abaisse-langue. — Sauf chez certains sujets qui

ont la faculté de déprimer la langue (chanteurs), il est nécessaire d'abaisser la langue avec des instruments dits abaisse-langue.

Il convient de savoir faire choix d'un bon abaisse-langue. Ceux-ci présentent différentes formes, mais doivent avoir un angle obtus très voisin du droit. L'abaisse-langue de Lermoyez (fig. 23) ou celui coudé à angle droit (fig. 24) pour les interventions et les examens sur le cavum seront ceux que l'on devra choisir de préférence. L'abaisse-langue à crochets laryngoscopique tel que celui d'Escat ou celui de Kirstein peut être utilisé chez certains sujets dont la base de la langue est immobilisée par une tumeur et qui ne peuvent la tirer hors de la bouche, pour l'examen de la partie inférieure du pharynx et du laryngo-pharynx (fig. 22).

Technique. — Si l'on veut examiner le pharynx d'un malade, on doit lui recommander d'ouvrir naturellement la bouche, sans effort, de maintenir la langue contre les arcades dentaires sans la contracter et de respirer tranquillement par la bouche.

On introduit ensuite l'abaisse-langue tenu de la main droite dans la bouche et on le porte sur la portion convexe de la langue jusqu'au tiers moyen, pas trop loin car on déterminerait infailliblement des nausées. Il faut non seulement abaisser la langue, mais la ramener légèrement en avant par un petit mouvement de bascule qui l'attire. Le tout doit être fait très légèrement, en s'y reprenant à plusieurs fois pour éviter les nausées et même les vomissements.

Le *miroir laryngoscopique* renseigne sur l'état du pharynx inférieur et, si on l'incline suffisamment, sur celui de la base de la langue.

Avec le crochet amygdalien (fig. 34) on soulève les piliers, on examine la région amygdalienne, les fossettes sus et sous-amygdaliennes.

La cocaïnisation de la base de la langue, chez les sujets nerveux, à réflexes du voile, est parfois nécessaire.

Toucher. — Le toucher doit compléter cet examen. Il peut être fait directement, soit avec *un seul doigt* introduit dans le fond de la bouche ; il permet alors de reconnaître la fluctuation d'une collection, l'induration d'un chancre, la consistance d'une tumeur. Il peut être aussi *bidigital* : il se pratique alors en combinant le toucher pharyngien avec la palpation externe, il rend compte de l'étendue des lésions, de l'infiltration, d'une adénite concomitante, etc. Le stylet boutonné devra être aussi employé pour examiner les cryptes amygdaliens, juger de l'adhérence des piliers. On l'emploie ou droit ou recourbé, suivant les besoins.

Chez l'enfant docile, l'examen est le même que chez l'adulte ; chez l'enfant indocile, l'usage d'ouvre-bouche (fig. 13), d'écarteurs, et de la position rhinoscopique solidement maintenue, est souvent nécessaire.

Tel est l'examen du pharynx qu'il convient de faire aussi méticuleusement et aussi complètement que possible pour établir un ferme diagnostic.

Ce qu'il faut éviter. — Dans un examen du pharynx, ce qu'il faut éviter, c'est de se contenter, comme trop souvent, d'un *examen superficiel*, en faisant, pratique encore trop courante, tirer simplement la langue des malades ; ou d'introduire l'abaisse-langue trop brusquement ou trop au fond de la bouche ; il en résulte des réflexes nauséeux avec contraction du voile des piliers, qui dénaturent complètement l'aspect normal des régions à examiner. Exemple : les contractions masquent la région postérieure du pharynx, font saillir les amygdales vers la ligne médiane, faisant croire à de l'hypertrophie, alors qu'il n'en existe pas.

Faites chauffer l'abaisse-langue avant de l'introduire, le froid déterminant facilement des nausées.

Enfin, n'oubliez pas de compléter toujours votre examen

par l'exploration au miroir en haut du rhino-pharynx, en bas du laryngo-pharynx.

THÉRAPEUTIQUE GÉNÉRALE

L'administration locale de médicaments, le nettoyage de l'arrière-gorge se font de différentes manières, soit par le malade, soit par le médecin.

Thérapeutique faite par le malade.

Gargarismes. — Chacun sait ce qu'est le gargarisme, cette manœuvre qui consiste à prendre et à maintenir dans le fond de la bouche une gorgée de liquide, à renverser la tête en arrière, pour qu'il baigne l'arrière-gorge, puis faisant une expiration prolongée, à déterminer une sorte de mouvement de glou-glou qui agite le liquide ainsi maintenu.

Bains de gorge. — Dans le bain de gorge, au contraire, on maintient le liquide au contact du fond de la gorge et on le conserve aussi longtemps que le besoin de respirer le permet, car pour passer en arrière du voile et des piliers il est nécessaire que la glotte, soit fermée.

Le gargarisme agit surtout sur la région amygdalienne, la base de la langue, par suite de la contraction des piliers.

Le bain de gorge au contraire, se faisant dans le relâchement forcé, laisse le liquide en contact avec le fond de la gorge et lui permet de remonter en arrière du voile.

Chacun d'eux, comme on le voit, comporte ses indications spéciales.

Pulvérisations. — La pulvérisation peut se faire à froid, à l'aide d'appareils que nous avons déjà décrits pour le nez, et suivant la même technique (pulvérisateurs de Richardson, de Vacher) ; ou plutôt à chaud, à l'aide du petit

pulvérisateur à chaudière. Il repose sur le principe de l'aspiration exercée par un courant de vapeur d'eau qui

Fig. 25. — Comment on fait une pulvérisation.

entraîne avec elle des particules de solution médicamenteuse placée dans un récipient.

Le sujet se tient la bouche ouverte, devant le jet de vapeur, à 10 ou 15 centimètres de son issue, en se tirant la langue pour que le fond de la gorge soit bien imbibé de liquide médicamenteux (fig. 25). Le jet de vapeur est plus commodément recueilli par un entonnoir en verre.

Inhalations. — Parfois ordonnées dans un but sédatif ou en vue d'une modification locale, les inhalations se font à l'aide de l'inhalateur de Nicolaï et de Moura (1).

Lavages, injections, lavage rétro-nasal. — Généralement exécutés par le malade à l'aide d'un bock et d'une canule, ils sont employés pour déterger l'arrière-gorge, lorsqu'il y a des fausses membranes, des exsudats.

Thérapeutique faite par le médecin.

Le médecin lui-même pourra faire certains pansements locaux dans un but thérapeutique.

Badigeonnages ou collutoires. — Ces pansements sont couramment employés par le médecin ou le malade, qui peut exécuter cette manœuvre lui-même en se plaçant devant une glace. Ces badigeonnages se font avec un porte-ouate rectiligne ou coudé à angle oblique, monté sur une tige et imbibé de la solution modificatrice. Si c'est le médecin qui exécute cette manœuvre, il doit la faire rapidement, bien frotter toutes les portions malades sans brutalité, et cesser dès que le mouvement nauséeux se produit.

Quelquefois on l'exécute assez fortement lorsque la muqueuse doit être modifiée; on se sert même de brosses plus ou moins dures, de pinceaux (*brossage*).

Galvanocautérisation. — Le galvanocautère est souvent employé dans le pharynx, sous forme de pointes pour détruire des granulations par exemple, ou sous forme d'anses pour enlever des excroissances, de l'hypertrophie amygdalienne.

(1) Voy. GUISEZ, Maladies des Fosses nasales et des sinus, fig. 30.

MALADIES DU PHARYNX

ANGINES AIGUES

Angine catarrhale aiguë.

On désigne ainsi l'inflammation aiguë de la gorge; son point de départ est presque toujours amygdalien, qu'il s'agisse de l'amygdale palatine ou adénoïdienne. On conçoit que cette angine puisse parfois rester localisée à l'une de ces amygdales, constituant alors soit l'*angine tonsillaire*, l'*amygdalite catarrhale palatine*, soit l'*adénoïdite*.

Étiologie. — Au point de vue *étiologique*, l'angine aiguë peut être *secondaire*, survenant comme manifestation de certaines pyrexies, par exemple grippe, scarlatine, rougeole, variole, érysipèle, rhumatisme. Nous n'avons pas à parler ici de ces angines secondaires, leur description se confondant avec celle de la maladie qui les engendre.

Nous ne nous occuperons que de l'*angine primitive* qui peut être diffuse ou localisée.

La distinction entre la forme diffuse et la forme localisée amygdalienne n'est pas nettement tranchée et l'amygdalite n'est souvent que le premier stade de l'angine diffuse.

C'est surtout dans la seconde enfance et dans l'adolescence que l'on rencontre les *angines tonsillaires*. Elles sont surtout fréquentes au printemps et à l'automne et dans les climats froids, c'est-à-dire chaque fois que les changements de température sont brusques. Citons encore au nombre des causes prédisposantes le lymphatisme et toutes les maladies générales débilitantes (rhumatisme, goutte).

Comme cause locales citons : l'état cryptique amygdalien laissant l'amygdale chroniquement enflammée entre chaque poussée aiguë. L'infection venue du dehors va y trouver

GUISEZ.   6

un terrain tout près pour la culture de l'agent microbien qui amène le développement de l'angine.

Symptomatologie. — Début. — Le début est en général brusque, le malade ressent en même temps que du malaise, de la courbature, souvent de la céphalée et des frissons, une sensation de cuisson, de sécheresse à l'arrière-gorge, ou plus marquée dans les deux zones amygdaliennes. Le malade a de la sécheresse de la gorge, de la dysphagie; la fièvre est dès le début très élevée.

Tous ces symptômes s'exagèrent à la période d'état. La température monte et atteint souvent 40°, il existe un état saburral du tube digestif.

Chez l'enfant, l'affection prend des allures tout à fait dramatiques, avec fièvre très élevée faisant croire au début d'une fièvre infectieuse.

Signes physiques. — A l'examen de la gorge, on constate une rougeur qui, dans la *forme localisée*, atteint les piliers, s'accompagne de gonflement amygdalien et qui, dans la *forme diffuse*, s'étend au voile du palais, et à la paroi postérieure du pharynx. La luette est œdématiée, ses bords sont transparents.

Il n'y a à la surface de la muqueuse pharyngée aucun exsudat, aucune fausse membrane.

Évolution. Pronostic. Complication. — L'évolution de l'affection est toujours assez rapide, la durée varie de deux à trois jours à sept ou huit jours. Ces poussées se terminent parfois sans laisser de traces locales, mais souvent aussi elles affaiblissent les malades, qui restent très anémiés. Les récidives sont faciles. Si la lésion superficielle disparait, il reste souvent un état catarrhal cryptique, avec amygdale volumineuse (à *cryptes*), sujette à de nouvelles poussées.

D'autres fois, la pharyngite chronique peut en être la conséquence.

Le *pronostic*, pour toutes ces raisons, bien qu'en général

bénin, doit être quelquefois réservé. D'autant que certaines *complications* peuvent se produire soit par la propagation de l'inflammation aux oreilles, par la trompe d'Eustache, ou par transport de l'agent infectieux aux différents points de l'organisme, par l'intermédiaire du système circulatoire, pouvant amener sa localisation dans les ganglions (adéno-phlegmon), les articulations (pseudo-rhumatisme articu-laire).

Diagnostic. — Le diagnostic est en général facile. Il est impossible de la confondre avec une *angine à exsudat ou à fausses membranes*. Il faut se méfier aussi que cette angine ne soit que le prélude, en particulier chez l'enfant, d'une scarlatine, dont l'éruption va suivre dans quelques jours.

Traitement. — Localement on prescrit les ***garga-rismes alcalins*** aussi chauds que le malade pourra les supporter. On les fait répéter deux ou trois fois par jour :

Borate de soude.... .... }	ãã 8 grammes.	
Benzoate de soude .... }		
Glycérine........................	50	—
Décoction de feuilles de coca......	150	—

une cuillerée à soupe pour un verre d'eau bouillie tiède, en gargarismes à faire le matin et le soir.

Ce gargarisme est émollient et calme la douleur.

Localement le malade pourra faire un collutoire : badi-geonnage de la gorge et des régions amygdaliennes avec des solutions glycérinées, résorcinées à 1/40, ou le phé-nosalyl à 1/30.

On laissera le malade à la diète lactée avec des boissons tièdes.

S'il existe de l'embarras gastrique, administrer un pur-gatif qui agit comme dérivatif et décongestionnant. L'état général, souvent déprimé à la suite des poussées répétées d'amygdalite, en particulier chez les sujets lymphatiques, aura besoin d'être remonté.

Angines pseudo-membraneuses.

Nous décrirons successivement au nombre des angines pseudo-membraneuses :

1º Les angines herpétiques ;

2º Les angines pseudo-membraneuses non diphtéritiques ;

3º Les angines diphtériques.

ANGINES HERPÉTIQUES. — L'angine herpétique, que certains auteurs groupent au nombre des angines vésiculeuses, est une inflammation vésiculeuse localisée à l'arrière-gorge, donnant ultérieurement naissance à des petits disques pseudo-membraneux, plus ou moins abondants.

Étiologie. — Ce n'est pas une affection spécifique : elle n'est qu'un mode de réaction spéciale de la gorge contre divers microbes ; elle peut être engendrée en effet par des espèces microbiennes des plus variées (staphylocoques, streptocoques). C'est une herpétique à localisation gutturale, quelquefois même un véritable zona de l'arrière-gorge (Lermoyez).

Fig. 26. — Angine herpétique.

Comme la fièvre herpétique, elle frappe surtout les jeunes sujets, se manifeste au printemps et dans les climats froids. Il existe pour certains sujets une prédisposition manifeste aux rechutes de cette affection.

Symptomatologie. — Le début est brusque, sans autre cause apparente qu'un refroidissement.

Symptômes fonctionnels. — Le sujet est pris de

fièvre à 39°, de frisson, de courbature généralisée avec
céphalée violente. En même temps le malade se plaint
de sécheresse de la gorge avec sensation de cuisson, qui
va s'accentuant et offre son maximum d'intensité le lendemain et le surlendemain, au point que le malade ne peut
avaler ni solides, ni liquides.

Symptômes physiques. — Si l'on examine la gorge
du malade tout à fait au début de l'affection, on constate que la muqueuse est rouge vif, on voit disséminées
dans toute l'étendue du pharynx sur tous les replis, de
petites vésicules remplies de sérosité transparente, grosses
comme un grain de millet.

Les vésicules sont entourées d'une petite auréole plus
rouge que le reste de la muqueuse. Leur existence est éphé-
mère; au bout d'un ou deux jours elles se rompent, laissant à leur place de petites plaques pseudo-membraneuses blanches, opaques, à contours irréguliers. Ces petites
fausses membranes sont assez adhérentes et difficiles à
détacher. Elles peuvent être groupées par cinq ou six et
la lésion prend alors *l'aspect polycyclique.* Les fausses
membranes, par leur confluence, donnent lieu à des
plaques d'une certaine étendue pouvant faire croire,
n'étaient leurs bords festonnés et polycycliques, à de la
diphtérie.

L'herpès de la gorge n'est que rarement isolé, il s'accompagne presque toujours de manifestations sur les lèvres, la
face interne des joues, la base de la langue.

Symptômes généraux. — Les symptômes généraux
sont toujours très marqués ; la fièvre est très élevée :
39 à 40°. L'abattement et l'inappétence sont extrêmes.

Marche. Durée. — Malgré ce tableau un peu dramatique, les symptômes cessent brusquement le quatrième ou
cinquième jour et tout rentre dans l'ordre très rapidement.
Quelquefois, fait plus rare, l'affection évolue par poussées
successives et elle peut alors durer deux à trois semaines.

On a même décrit une forme cataméniale spéciale à certaines femmes et survenant au moment des règles, s'accompagnant de poussées de fièvre.

Le pronostic est, comme on le voit, tout à fait bénin.

Diagnostic. — Le diagnostic est basé surtout sur le début brusque, la fièvre élevée et particulièrement l'existence des vésicules tout à fait caractéristiques.

Ces caractères empêchent de confondre cette affection avec l'*angine érysipélateuse, rhumatismale*, une *amygdalite lacunaire* ou catarrhale.

L'*angine diphtérique* dans ses formes nettement constituées, lorsqu'il existe des fausses membranes, de l'engorgement ganglionnaire ne peut certes pas être confondue avec une angine herpétique ; mais il n'en est pas de même dans les formes frustes sans fausses membranes bien nettes. Il n'y a, en réalité, aucun signe clinique qui permette de faire le diagnostic, l'examen bactériologique est le seul juge déterminant l'existence ou non du bacille de Lœffler.

Certains auteurs (Lermoyez, Escat) ont décrit sous le nom de *zona bucco-pharyngé* une éruption, s'accompagnant également de vésicules, mais caractéristique par son unilatéralité, le peu de symptômes généraux et les phénomènes névralgiformes qui l'accompagnent.

Traitement. — **Local.** — C'est le même à peu de chose près que celui que nous avons indiqué pour l'angine catarrhale aiguë. Il consiste en gargarismes alcalins tièdes, répétés plusieurs fois par jour.

On insistera ici tout particulièrement sur les badigeonnages des vésicules et des fausses membranes à l'aide des collutoires alcalins.

> Glycérine........................ 50 grammes.
> Résorcine........................ 0^{gr},50
> Phénate de soude................. 1 gramme.

Général. — On combattra l'état saburral du tube digestif par l'administration d'un purgatif.

ANGINES PSEUDO-MEMBRANEUSES NON DIPHTÉRIQUES. — Cette angine est caractérisée par des fausses membranes et une série de symptômes analogues à ceux de l'angine diphtérique, qui ne s'en distingue que par l'examen bactériologique.

Il n'existe aucun microbe spécifique de cette affection, attendu que l'on peut y trouver le staphylocoque, le pneumocoque, mais c'est surtout le streptocoque que l'on y rencontre le plus souvent et qui semble donner à l'affection son allure clinique (Escat).

Elle peut être *primitive*, survenant à la suite d'un refroidissement, comme une angine banale.

Ou *secondaire*; on connaît les angines à fausses membranes de la rougeole, de la variole, de l'érysipèle. Mais c'est dans la scarlatine surtout qu'elles peuvent prendre rapidement une grande extension, survenant soit au début, soit pendant la convalescence de l'affection.

Symptomatologie. — Dans sa forme ordinaire de moyenne intensité, le *début* est brusque, violent, avec frissons, fièvre élevée; rarement il est lent et insidieux, avec peu de température. La dysphagie est toujours très marquée.

Symptômes physiques. — Si dès le début on examine la gorge, on constate que la muqueuse est rouge, elle est comme gonflée, tuméfiée. Puis dès le second jour apparaissent sur les amygdales, les piliers, pour gagner ensuite le reste de la gorge, des *fausses membranes*. Celles-ci engainent parfois le voile et la luette comme d'un doigt de gant. Elles présentent une couleur blanche translucide.

Lorsqu'on les enlève, la muqueuse saigne, paraît parfois érodée. En tous cas, elle est très rouge, enflammée et très tuméfiée.

L'adénopathie est très marquée; elle occupe l'angle de la mâchoire et s'accompagne de périadénite.

Symptômes fonctionnels. — Il existe souvent du

nasonnement quelquefois même du reflux des liquides par le nez (Moure).

L'haleine est fétide, bien plus que dans les angines ordinaires ; l'expectoration est muco-purulente et même sanguinolente.

La température s'élève à 39°, mais elle tombe assez rapidement.

Marche. Durée. Complications. — L'évolution de l'affection est en général très courte : au bout de quatre ou cinq jours, la muqueuse se déterge et reprend peu à peu son aspect normal.

Rarement cette affection prend les allures d'une angine grave : *avec haleine très fétide, teint plombé*, aspect grisâtre et sanieux des fausses membranes, adénite très étendue. La mort peut même survenir dans l'adynamie au milieu des symptômes généraux qui rappellent les diphtéries les plus graves.

Rarement aussi on note l'extension de la fausse membrane à la face postérieure du voile, à la fosse nasale ou au larynx (croup pseudo-diphtéritique).

Les adénophlegmons peuvent compliquer ces angines, en particulier dans les infections streptococciques et être très étendus.

Diagnostic. — Le diagnostic dans les formes ordinaires est assez facile à établir : La fausse membrane épaisse, blanche, la distingue de l'*angine herpétique* vésiculeuse.

Son aspect n'est point le même que dans la *diphtérie*. Mais dans les formes graves ou très légères, la distinction ne pourra guère être établie avec l'angine diphtérique que par l'examen des fausses membranes et par l'existence ou non du bacille de Lœffler.

Traitement. — Le traitement consiste à déterger le pharynx dans ses exsudats et à favoriser l'élimination des fausses membranes.

On prescrira des lavages de gorge avec le bock et des solutions faiblement alcalines,antiseptiques, au phénosalyl à 1/100, phéniqués 1/200.

Des gargarismes alcalins, des attouchements avec des collutoires glycérinés faiblement antiseptiques, compléteront le traitement.

ANGINES DIPHTÉRIQUES.— Sous la dénomination d'angine diphtérique on entend une inflammation aiguë du pharynx provoquée par le bacille de Klebs-Lœffler.

C'est la localisation la plus fréquente et généralement la première de l'infection diphtérique.

Étiologie. — Aujourd'hui et depuis les recherches de Klebs et Lœffler (1884), il est démontré que l'angine diphtérique est une affection spécifique, contagieuse, due à un *bacille spécial*, qui se présente au microscope sous la forme de bâtonnets allongés, renflés aux deux extrémités.

Pour se développer, il faut que le microbe vienne au contact d'une muqueuse excoriée, amenant ainsi la production de fausses membranes dans lesquelles il va évoluer. Il s'y cantonne exclusivement, mais sécrète des toxines qui vont se répandre dans l'économie tout entière et faire de la diphtérie *une affection générale,* avec accidents plus ou moins graves.

La recherche de ce bacille se fait en touchant légèrement avec un fil de platine la fausse membrane et en ensemençant en série plusieurs tubes de sérum gélatinisé; on les met à l'étuve pendant seize à dix-huit heures. Colorant ensuite un peu de ces colonies délayées dans l'eau avec le bleu de Roux ou le violet de gentiane, on a une préparation toute faite pour l'examen au microscope qui révèle l'existence de colonies composées de bâtonnets renflés aux deux extrémités.

S'il existe une *diphtérie pure* dans laquelle on ne trouve que le bacille de Klebs-Lœffler, d'autres bactéries peuvent ajouter leur action à celle de celui-ci, donnant lieu aux *formes associées* polymicrobiennes avec *infections secondaires.*

Ces notions sont indispensables pour comprendre l'étude clinique de cette affection.

La diphtérie se transmet par contagion, par l'intermédiaire du mucus, de la salive, des fausses membranes, ou par les linges, vêtements, jouets ayant servi au malade et qui sont souillés de bacilles.

Elle évolue à la faveur de véritables *épidémies* ; toutefois elle est à l'état *endémique* dans les grandes villes.

C'est une affection de tous les *âges*, mais elle est surtout fréquente chez l'enfant de deux à sept ans.

Elle se développe de préférence chez les sujets présentant certaines *prédispositions locales*. Chez les enfants atteints d'affections aiguës ou chroniques de la gorge, chez les amygdaliens, les adénoïdiens. Les fièvres éruptives, les maladies infectieuses, les mauvaises conditions hygiéniques y prédisposent. La question de terrain a une grande influence à la fois sur le développement et le pronostic de l'affection.

Symptomatologie. — On peut, se basant sur les données de la bactériologie et se conformant aux constatations de la clinique, observer et décrire trois types de diphtérie : la *forme bénigne*, qui évolue comme une affection locale, une *forme maligne* où les symptômes généraux dus aux toxines passent au premier plan, et une *forme associée*, où d'autres bactéries, en particulier le streptocoque (*strepto-diphtérie*), interviennent, ajoutent leur virulence et donnent une tournure spécialement grave à la maladie.

1º **Angine bénigne.** — Le début est habituellement insidieux. L'enfant ne joue plus, ne mange plus ; il se plaint de malaises, de maux de tête. Il a peu de fièvre, mais ce mauvais état général est persistant. Il accuse bientôt de la gêne à la déglutition, de la sécheresse de la gorge. Le timbre de la voix est enroué, nasonné. Si l'on examine alors la gorge du malade, on constate de la rougeur diffuse du voile et des amygdales. Puis bientôt apparaît un petit point blanc grisâtre, une sorte de pellicule transparente au pourtour et blanche au centre qui peut être détachée facilement, mais se reproduit rapidement en dépassant les régions primitivement envahies : la fausse membrane est constituée. Gagnant l'amygdale du côté opposé, les piliers, le voile du palais, encapuchonnant la luette, les fausses membranes restent localisées au pharynx. Elles présentent une coloration jaune grisâtre ; elles sont épaisses, adhérentes à la muqueuse qui forme une sorte de bourrelet autour d'elles. L'adénopathie est constante : les ganglions cervicaux et sous-maxillaires sont tuméfiés et augmentés de volume.

Cette forme retentit peu sur l'état général ; la température est peu élevée ; il n'y a pas d'albumine dans les urines ; cependant le petit malade est pâle, abattu, ce qui indique un certain degré d'intoxication.

Au bout de cinq à six jours, les membranes se détachent, la fièvre tombe et tout rentre dans l'ordre. Quelquefois cependant, même dans cette forme bénigne, la paralysie s'installe pendant la convalescence.

Il existe aussi, suivant l'expression de Trousseau, des *formes frustes*, dans lesquelles l'angine se traduit par une simple rougeur de la gorge ; les fausses membranes n'existent pas ou sont à peine ébauchées, ressemblant à des dépôts pultacés. Ce sont ces formes qui sont uniquement reconnues par l'examen microscopique et qui cependant peuvent transmettre par contagion des diphtéries plus graves, et elles-mêmes donnent lieu à des complications paralytiques.

2° **Angine maligne.** — Les phénomènes généraux prennent ici une grande intensité et la diphtérie évolue plutôt comme maladie générale que comme affection locale.

Le début est tout aussi insidieux ; mais les fausses membranes sont *plus envahissantes* : elles recouvrent rapidement la gorge, le pharynx, gagnant le larynx (*croup*), ou les fosses nasales (*diphtérie nasale*) avec écoulement de liquide fétide par le nez. Les fausses membranes sont grisâtres, jaunâtres, elles sont moins denses, moins résistantes, pulpeuses, diffluentes.

L'haleine est fétide, la langue est recouverte d'un enduit saburral. Le gonflement ganglionnaire est très marqué et le cou prend souvent l'aspect *proconsulaire*; la précocité et l'étendue de cette adénite sont même regardées comme un signe de mauvais pronostic. La douleur et la dysphagie sont intenses.

Les symptômes généraux prennent ici une place prépondérante. L'anémie est profonde, le teint est pâle, plombé ; les yeux sont cernés, l'anorexie est complète.

La température est élevée à 39 ou 40°, le pouls fréquent, parfois irrégulier. L'albuminurie est constante et la quantité d'albumine est souvent considérable. La diarrhée coïncide parfois avec les vomissements.

L'évolution est généralement rapide, en six ou sept jours ; la mort peut survenir dans l'adynamie, le malade meurt empoisonné par la toxine diphtérique, ou par l'apparition de complications.

Il existe même une *forme foudroyante* qui emporte le malade en deux ou trois jours.

Lorsque la guérison survient, elle est lente ; la convalescence est très longue, et durant celle-ci des paralysies diphtériques peuvent se déclarer.

3° **Angine diphtéro-streptococcique.** — A côté de ces formes pures, mais *toxiques*, toxi-infectieuses, il en existe d'autres où des microbes associés, les streptocoques par exemple, impriment leur action aux symptômes, à la marche de l'affection et lui donnent une tournure toute particulière.

La gravité de l'affection semble résulter non seulement de l'addition, mais aussi de l'exaltation de la virulence des deux agents microbiens mis en présence. Le tableau clinique emprunte ses caractères aux deux agents pathogènes qui créent l'infection (Escat).

L'envahissement est ici très rapide. La fièvre est élevée. Les fausses membranes se reproduisent très rapidement. L'adénite et la périadénite sont très marquées. Les suppurations produites par l'infection streptococcique envahissent les ganglions, parfois les articulations. Les phénomènes d'intoxication sont également intenses. La mort peut survenir rapidement du fait de l'état général, ou du fait de l'apparition de complications.

Complications. — Ces complications sont de plusieurs ordres :

Ou bien *elles sont dues à la propagation du processus membraneux aux muqueuses* : au larynx (*croup*), aux fosses nasales, à la trachée, à la bouche, à l'œsophage, à l'anus, au prépuce, au gland ;

Ou bien *elles relèvent directement de l'intoxication et de l'infection générale spécifique* : myocardites, néphrites. Du côté du système nerveux, celle-ci atteint le bulbe, donnant lieu à des *paralysies bulbaires* périphériques, *paralysies* du voile, du pharynx, du larynx, de l'œsophage.

Elle atteint aussi la peau, amenant des érythèmes plus ou moins étendus.

Les *infections secondaires*, en particulier par le streptocoque, sont pour beaucoup dans l'éclosion des suppurations ganglionnaires et articulaires, des bronchopneumonies, de l'otite suppurée.

Diagnostic. — Le diagnostic est aujourd'hui singulièrement facilité par l'examen bactériologique. Toutefois nous croyons utile de savoir fixer d'abord ce diagnostic par les signes cliniques, car ce sont eux qui vont permettre d'établir un pronostic de gravité.

Facile dans les cas typiques, il est beaucoup plus difficile dans tous les cas frustes ou mal caractérisés.

L'*angine herpétique*, avec son dépôt pseudo-membraneux, peut faire penser à la diphtérie, mais l'allure brusque de l'affection, les vésicules et les plaques polycycliques sont souvent typiques.

Les *angines pseudo-membraneuses de la scarlatine* survenant pendant la période de convalescence, alors que la rougeur de la gorge, l'aspect spécial de la langue ont disparu, peuvent être difficiles à distinguer de l'angine diphtérique.

Dans tous les cas, il faut toujours faire *l'examen bactériologique* qui réserve souvent les plus grandes surprises, révélant de la diphtérie là où l'ensemble clinique ne permettait pas de le supposer, et réciproquement.

Marche. Durée. Pronostic. — La marche et la durée sont variables, ainsi que nous le voyons par le tableau qui précède. Même lorsque la guérison survient, la convalescence peut se prolonger pendant de longs mois. Les rechutes ne sont pas rares. Les récidives peuvent s'observer, mais elles ne se voient jamais avant la première ou la deuxième année.

Le pronostic doit être, comme on le voit, très réservé ; il dépend de beaucoup de facteurs : de *l'âge* du sujet, la diphtérie est souvent mortelle avant deux ans ; du *terrain* sur lequel elle se développe : chez les enfants lymphatiques, elle prend facilement une allure maligne. Lorsqu'elle est *secondaire*, consécutive à la rougeole, à la scarlatine, elle est également grave.

Mais depuis l'introduction de la sérothérapie, le pronostic s'est singulièrement amendé.

Traitement. — Il comprend deux indications.

1º **Traitement général**. — Le traitement général avec le *sérum de Roux*, à la dose de 10 à 40 centimètres cubes suivant l'âge, doit être appliqué de façon précoce, et répété quotidiennement ; nous n'avons pas à en faire ici la technique, renvoyant aux manuels spéciaux

Il comportera, en outre, l'isolement du diphtérique dès

que le diagnostic sera établi, des pulvérisations dans la chambre d'acide phénique à 1/100, pour éviter les complications secondaires.

2º **Traitement local.** — On fera dans la gorge de grandes *irrigations* avec le bock et une solution, soit de permanganate de potasse à 1/2000, soit de liqueur de Labarraque à 5 p. 100, soit au phénosalyl à 2/1000. Les lavages sont répétés toutes les trois ou quatre heures et faits dans la position assise.

Si le sujet est plus âgé, on pourra joindre des gargarismes phéniqués, ou avec la solution suivante (Escat) :

    Salol............................ 3 grammes.
    Alcool à 90º...................... 60 —

Une cuillerée à café dans un verre d'eau bouillie.

ANGINE ULCERO-MEMBRANEUSE.
ANGINE DE VINCENT.

Sous le nom d'angine de Vincent, on désigne une affection spécifique, contagieuse, produite par un bacille décrit pour la première fois par Vincent en 1898. Caractérisée par la présence de fausses membranes et d'ulcérations, elle serait, d'après Brindel et Raoult, une localisation à l'amygdale de la stomatite ulcéro-membraneuse.

Étiologie. Bactériologie. — Cette affection s'observe surtout dans le sexe masculin et de dix-huit à trente ans ; mais elle a été signalée parfois chez l'enfant.

Elle éclate surtout chez les sujets débilités, affaiblis, surmenés.

La carie dentaire est une des causes prédisposantes ; l'évolution de la dent de sagesse, en particulier, la détermine tout comme elle cause de la stomatite ulcéro-membraneuse.

Le *bacille fusiforme de Vincent* peut être considéré comme l'agent pathogène de cette affection ; il se présente dans les préparations entre lame et lamelle, associé à des spirilles et à des microbes divers, sous la forme de bâtonnets fusiformes renflés au centre, effilés aux deux extrémités.

Symptomatologie. — D'une manière générale, le début est marqué par un peu de fièvre, de l'inappétence, du malaise, de la gêne à la déglutition, puis la fausse membrane et l'ulcération apparaissent.

1° **Période pseudo-membraneuse.** — Il apparaît sur l'amygdale *une fausse membrane* de couleur blanche, légèrement saillante sur les bords, ressemblant à une tache de bougie à bords irréguliers (Raoult), qui est unique dans la plupart des cas. La fausse membrane a une couleur blanc ou blanc grisâtre. Elle est entourée d'une auréole inflammatoire, rouge ou violacée.

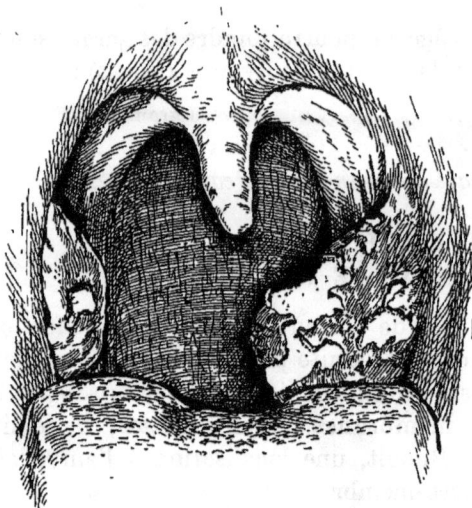

Fig. 27. — Angine de Vincent.

Peu adhérente, elle se détache facilement, laissant une surface saignante, érodée, mais elle se reproduit très rapidement.

Les ganglions sous-angulo-maxillaires sont tuméfiés.

2° **Période ulcéreuse.** — Si l'affection continue à évoluer, elle envahit la profondeur, *une ulcération* plus ou moins large, de forme ovalaire, à bords taillés à pic, souvent très profonde, entame l'amygdale. Elle est remplie d'un exsudat pseudo-membraneux, d'un gris roussâtre, au fond de laquelle la paroi cavitaire est granuleuse. L'amygdale est rouge, tuméfiée, mais elle n'est pas indurée.

La dysphagie est toujours très marquée, surtout à la période d'ulcération ; l'haleine est fétide.

La fièvre n'est jamais très élevée, mais l'état général est mauvais, le facies est déprimé.

Marche. Durée. Pronostic. — La marche de l'affection est *toujours lente* ; elle évolue entre deux et trois semaines ; elle peut se prolonger beaucoup chez les individus dont la bouche est en mauvais état. Le pronostic, en général bénin, mérite parfois d'arrêter le médecin à cause de l'étendue des ulcérations pouvant atteindre les piliers, le voile, des pertes de substance qu'elles laissent, de la ténacité de l'affection, des récidives possibles, et du mauvais état général sur lequel elles se greffent.

Diagnostic. — Le diagnostic de l'angine de Vincent est surtout difficile à faire avec l'*amygdalite cryptique ulcéreuse.* Il est à noter cependant que, dans celle-ci, le processus est uniquement amygdalien, dans l'angine de Vincent, l'ulcération envahit souvent les piliers. Dans les deux cas, la marche est tout à fait différente : dans l'amygdalite ulcéro-membraneuse, le processus escarrotique marche de la profondeur vers la superficie ; au contraire, dans l'affection amygdalienne, il s'agit d'un kyste lacunaire qui vient s'ulcérer à la surface de l'amygdale.

Il est de même parfois difficile de diagnostiquer l'ulcération de cette angine avec le *chancre syphilitique,* la *gomme.*

L'examen d'un frottis sur lamelle doit toujours être fait, lui seul autorise à poser le plus franchement le diagnostic d'angine ulcéro-membraneuse.

Traitement. — L'angine de Vincent étant, comme on le voit, une affection parasitaire, réclame un traitement *antiseptique local.*

Divers médicaments ont été prônés par différents auteurs comme spécifiques. Moure recommande les collutoires au chlorate de potasse qu'il regarde comme souverains, Ruault, le phénol sulforiciné.

GUISEZ.   7

Après avoir essayé ces différents médicaments, nous avons obtenu, sur le conseil de Lermoyez, les meilleurs résultats, et la disparition très rapide de cette affection souvent très tenace, avec les insufflations et les *badigeonnages* locaux de *bleu de méthylène*.

L'*état général* souvent très déprimé sera remonté, et autant que possible le malade sera placé loin de tout milieu hospitalier favorable à l'évolution des lésions de ce genre. On y joindra également une bonne hygiène de la bouche, le soin des dents, l'ablation des chicots, toutes causes qui favorisent le développement de la stomatite ulcéro-membraneuse, dont l'angine de Vincent ne semble qu'une localisation spéciale.

ADÉNO-PHLEGMON DU PHARYNX

Les collections purulentes peuvent, dans le pharynx, prendre trois localisations bien distinctes, et nous devons décrire successivement :

1º Abcès amygdalien ou péri-amygdalien ;

2º Abcès de la base de la langue ;

3º Abcès rétro-pharyngien.

Abcès amygdalien et péri-amygdalien.

Le tissu amygdalien peut s'enflammer et suppurer pour son propre compte, c'est l'*abcès amygdalien proprement dit*.

Mais le plus souvent, la localisation de l'abcès se fait dans le tissu cellulaire péri-amygdalien.

Suivant qu'il pointe en avant (cas le plus fréquent), on décrit l'*abcès péri-amygdalien antérieur*, ou en arrière, sous le pilier postérieur, *abcès péri-amygdalien postérieur*, ou en dehors de la loge amygdalienne, *abcès externe*.

La cause est toujours la même et les phénomènes inflammatoires partent d'une crypte amygdalienne infectée par les différents agents microbiens.

La suppuration succède à une poussée ou à une série de poussées d'amygdalite catarrhale aiguë, ou à une amygdalite cryptique plus ou moins latente. Aussi l'existence de volumineuses amygdales, en particulier d'amygdales cryptiques, sont-elles favorables au développement des abcès.

C'est une affection *de l'adulte*, car c'est chez lui seulement que les cryptes sont très développés. Survienne une cause occasionnelle, refroidissement, infection grippale, et le foyer sera allumé.

Symptomatologie. — Des symptômes généraux constitués par des frissons, de la fièvre, de la courbature, de la céphalalgie, annoncent le début de la maladie. Le malade avale difficilement ses aliments. Sa voix est nasonnée et bientôt il localise nettement une très vive douleur du côté de la région amygdalienne malade.

Si le malade ouvre la bouche, on est frappé par une fétidité spéciale de l'haleine qui présente une odeur aigrelette. La déglutition est difficile, souvent même les aliments liquides repassent par le nez. Plus tard, il y a de la difficulté à ouvrir la bouche, et de la contracture des mâchoires (*trismus*) qui peut être très marquée et est souvent caractéristique. Il existe même, à une période avancée, de la contracture des muscles du côté correspondant du cou et de l'immobilisation de la tête. Ces phénomènes sont surtout marqués dans les formes de péri-amygdalite.

Symptômes physiques. — *Si l'on examine la gorge du malade au début*, on constate que la région amygdalienne est rouge, tuméfiée tout comme dans l'amygdalite catarrhale aiguë.

Il existe à l'exploration au doigt ou au stylet une douleur très vive. Celle-ci a son point d'élection à maximum dans l'amygdale, dans la forme d'amygdalite phlegmoneuse

próprement dite ou sur le rebord antérieur de l'un des piliers
dans les formes péri-amygdaliennes.

Si l'abcès est intra-amygdalien, la rougeur est très vive
et l'amygdale est augmentée de volume, elle semble sortir
de sa loge ; les piliers sont indemnes ; elle offre un point
où la douleur présente son maximum d'intensité.

Bientôt surviennent des symptômes caractéristiques de
suppuration.

Fig. 28. — Abcès péri-amygdalien
antérieur.

Si l'abcès est *péri-amygdalien antérieur*, ce qui est la circonstance la plus fréquente, le pilier antérieur est alors rouge, refoulé en avant. Si la collection est volumineuse, le voile lui-même est œdématié, rouge et bombé d'un côté en avant ; il paraît asymétrique. L'amygdale est rejetée en bas et en arrière, et est cachée par le pilier antérieur. Le pilier, lorsque la collection est abondante, présente une voussure à convexité supérieure, limitée par son point d'attache à la voûte du pharynx.

Dans l'*abcès postérieur*, le pilier est tuméfié, prend un aspect boudiné (Moure) et la collection refoule l'amygdale en bas et en avant.

Dans la *localisation externe* de l'abcès, le pus a des tendances à sortir de la loge amygdalienne, à gagner en particulier la gaine vasculo-nerveuse du cou, donnant lieu alors aux *phlegmons latéro-pharyngiens*. Il existe de la tuméfaction douloureuse très marquée de toute la région cervicale latérale, de l'adénite cervicale; l'amygdale tout entière est portée en dedans. Cette forme est de toutes la plus difficile à reconnaître et la plus grave à cause de la profondeur de l'abcès, et de la production éventuelle d'un phlegmon latéro-pharyngien.

Marche. Durée. Terminaison. — La résolution avant la période de suppuration est rare. Nous en avons observé plusieurs cas très nets où il existait tous les signes imminents d'une suppuration : gonflement, douleur, refoulement du pilier et où tout a disparu spontanément du sixième au huitième jour. Le plus souvent, la collection purulente est formée du quatrième au cinquième jour.

L'évacuation sponta-née de l'abcès se fait très lentement au bout du huitième au dixième jour ; elle peut se faire soit par l'amygdale, dans les fosses intra-amygda-liennes, soit à travers le pilier antérieur ou la fossette sus-amygdalienne.

Fig. 29. — Amygdalite phlegmoneuse.

Les abcès externes ont peu de tendance à s'ouvrir spontanément et se transforment facilement en phlegmons latéro-pharyngiens pouvant fuser le long des gros vaisseaux.

Lorsque l'ouverture spontanée est faite, le soulagement est immédiat et la guérison peut survenir ; ou bien il peut rester très longtemps une cavité qui continue à suppurer, à déverser son pus dans la gorge, c'est l'*abcès chronique avec fistule interminable*.

D'autres fois, les abcès reviennent chez le même sujet, et il n'est pas rare de voir des malades qui, chaque année, font dans leur amygdale et dans le tissu cellulaire péri-amygdalien des *abcès à répétition*.

Complications. — Si la suppuration évolue ainsi

spontanément, on peut voir survenir des *complications*
parfois graves.

C'est par la présence et la *diffusion du pus* dans cette
région : des ulcérations et des hémorragies de la jugulaire,
des adéno-phlegmons du cou à localisation externe
beaucoup plus fréquents, des phlegmons péri-pharyn-
giens à forme très grave (Merklen), des œdèmes laryngés
avec phénomènes d'asphyxie.

C'est aussi des *phénomènes infectieux* qui, en particulier
chez les sujets déprimés, donnent à ces phlegmons une
allure parfois très grave : ictères, péricardites, endo-
cardites et phénomènes de septicémie ; nous avons vu
trois malades, mourir de phlegmon amygdalien à *forme
septico-pyohémique.* Ces faits ne sont point classiques, et
mériteraient d'être mieux connus.

Traitement. — 1° Traitement médical. —Le traitement, purement médical à la première période, se bornera, durant les deux ou trois premiers jours, à être
antiphlogistique et calmant. *Intérieurement,* on prescrira
des bains de gorge alcalins, tièdes ou assez chauds ; *exté-
rieurement* et sur la région amygdalienne, des applications
de compresses ou d'éponges imbibées d'eau chaude.

2° Traitement chirurgical. — Il faut que le médecin
favorise l'évacuation du pus, dès qu'il a acquis la certitude
qu'il est collecté.

Indications d'ouverture. — Mais à quels signes
peut-on voir que la suppuration est collectée : l'œdème
localisé, le gonflement d'un des piliers, la douleur exquise
en un point indiquent la suppuration sans pouvoir l'affirmer ; en tout cas, *une incision hâtive n'expose à aucun
danger;* elle crée, même si elle ne découvre pas de collection, une sorte de mode de décongestionnement par saignée
locale. Donc, ne craignez pas l'*incision précoce* qui prépare du
reste une voie à l'ouverture spontanée, le pus ayant beaucoup moins d'épaisseur de tissus à franchir.

L'anesthésie locale sera difficile à obtenir. Les badigeonnages cocaïnés agissent peu en région enflammée, mais le liquide de Bonain rend de grands services en pareil cas comme anesthésique local.

L'incision portera sur le pilier antérieur (partie supérieure), si la collection est péri-amygdalienne (fig. 30); sur l'amygdale elle-même, si elle est intra-amygdalienne; sur le pilier postérieur dans les collections rétro-amygdaliennes.

L'incision sera franche, faite au bistouri, en limitant la profondeur d'introduction de la lame à l'aide d'une compresse enroulée autour de lui et n'en laissant dépasser que les deux derniers centimètres. Il faut

Fig. 30. — Incision d'abcès péri-amygdalien.

faire l'incision largement, directement de bas en haut la pointe dirigée en dedans vers le raphé médian pour éviter la zone dangereuse des gros vaisseaux situés en dehors de l'amygdale. On incise à 1 centimètre ou 1 centimètre et demi de profondeur ; la sonde cannelée fait le reste si l'on n'a pas trouvé de collection purulente à cette profondeur.

L'ouverture cutanée n'est que rarement indiquée : on y aura recours lorsque l'on n'a pu atteindre la collection par la voie pharyngée et s'il existe des phénomènes infectieux graves. Les abcès amygdaliens à localisation externe doivent quelquefois être évacués par cette voie.

Le *traitement consécutif* consistera soit en *gargarismes,* soit en *irrigations* avec le bock et de l'eau oxygénée coupée d'eau boriquée.

3° **Traitement prophylactique.** — Enfin, lorsque la guérison de l'abcès aura été obtenue, il faudra, d'une façon prophylactique, et pour éviter les récidives, inspecter le tissu amygdalien, et ne pas hésiter à en pratiquer le morcellement si l'on constate que les cryptes sont malades.

Ce qu'il ne faut pas faire. — C'est, lorsque le diagnostic de collection purulente est établi ou qu'on la suppose telle, de différer l'intervention, s'en remettant à l'espoir d'une guérison par ouverture spontanée. Il ne faudra pas perdre de vue qu'en agissant ainsi on expose le malade aux pires complications *locales* (œdème de la glotte, ulcération des vaisseaux) et *générales*: septico-pyohémie. dont certaines sont parfois mortelles.

C'est de se borner dans la recherche du pus à la timide incision ou ponction.

Méfiez-vous de la région externe de l'amygdale, c'est la zone dangereuse, et dirigez la pointe du bistouri vers la ligne médiane. Dès que vous arrivez dans la profondeur, remplacez le bistouri par la sonde cannelée.

Péri-amygdalite phlegmoneuse linguale.

L'abcès de la base de la langue peut avoir pour siège soit l'amygdale linguale, soit le tissu cellulaire péri-amygdalien.

Étiologie. — L'étiologie est assez obscure; on peut incriminer dans certains cas des poussées d'angines, l'introduction de corps étrangers septiques dans la base de la langue (os, arêtes). L'inflammation catarrhale de l'amygdale peut être reconnue comme cause de ces abcès, tout comme pour une amygdalite palatine.

Symptomatologie. — On retrouve ici les mêmes

phénomènes généraux infectieux que dans l'amygdalite palatine phlegmoneuse.

Le malade se plaint d'une *douleur* très vive dès le début, douleur qui est exagérée par la pression au niveau des grandes cornes de l'os hyoïde. La *déglutition* est très douloureuse, souvent même impossible. La *voix* est sourde, nasillarde, il existe une grande difficulté d'articulation des mots, le malade ne pouvant remuer la langue à cause de la tuméfaction et de l'infiltration de la base de la langue. La *respiration* est souvent difficile par gêne mécanique ou œdème du voisinage.

Si l'on fait ouvrir la bouche du malade, on constate qu'il tire difficilement la langue. Le contact de l'abaisse-langue est très douloureux.

Fig. 31. — Abcès de la base de la langue.

Au miroir, on aperçoit une tuméfaction généralement unilatérale, rouge, lisse, tendue, cachant partiellement l'épiglotte.

Le toucher est très douloureux et inutile, car il ne renseigne pas sur la fluctuation.

Cette affection générale bénigne peut être parfois grave. Elle peut se compliquer d'adéno-phlegmon du cou, et parfois aussi d'œdème de la glotte.

Traitement. — Aussi dès que le diagnostic en est établi, et si les pulvérisations locales émollientes avec le petit

pulvérisateur à chaudière ne font point disparaître
l'œdème, il convient d'inciser l'abcès sans tarder. L'incision
se fait en s'aidant du toucher, ou mieux sous le contrôle
du miroir : la faux à amygdale est tout indiquée pour cette
intervention.

Abcès rétro-pharyngien.

Étiologie. Pathogénie. — On désigne ainsi la
suppuration qui envahit l'*espace rétro-pharyngien* ou
prévertébral.

Cet espace, ainsi que le décrit Escat, est limité en
avant par la tunique fibreuse du pharynx, en arrière
par l'aponévrose prévertébrale, sur le côté par un feuillet
fibreux. Dans l'étage supérieur rétro-nasal cet espace
est séparé en deux compartiments par un raphé médian ;
en bas dans le pharynx, cette division n'existe plus.
Donc, en haut la collection pourra être unilatérale, en bas
elle sera toujours médiane, ou plus ou moins étalée.

Dans cette cavité se trouvent les *ganglions de Gillette*,
qui reçoivent les lymphatiques de la pituitaire et du voile
du palais. Ce sont eux qui sont pris à l'origine ; l'adénite
entraîne la suppuration de toute la loge et l'abcès rétro-
pharyngien est constitué.

Il a comme cause une inflammation issue des fosses
nasales, du naso-pharynx. L'abcès froid qui peut exister
dans cette région provient d'une carie vertébrale, mal de
Pott, et ne doit pas nous occuper ici.

Une adénoïdite, une rhinite aiguë amèneront cet abcès, de
même les fièvres éruptives, érysipèle, scarlatine, peuvent
avoir le même résultat.

L'abcès rétro-pharyngien constitue une affection de
l'enfance, et *surtout du nourrisson* de six mois à un an.
Les ganglions de Gillette disparaissant avec la croissance, on
observe très rarement cet abcès chez l'adulte.

Symptomatologie. — Les premiers symptômes passent presque toujours inaperçus, surtout chez l'enfant; d'autres fois il s'agit des signes d'un simple coryza aigu, d'adénoïdite.

Puis des symptômes généraux apparaissent (fièvre, convulsions) auxquels se joint de la dysphagie; l'enfant refuse le sein ou cesse brusquement de le prendre en poussant des cris, dès les premières succions.

La gêne respiratoire s'accentue; il s'ajoute de la dyspnée avec cornage et tirage.

De temps à autre même surviennent de véritables accès de suffocation.

CHEZ L'ENFANT PLUS AGÉ et chez l'ADULTE les symptômes sont un peu différents,

Fig. 32. — Phlegmon rétro-pharyngien.

ce sont principalement ceux de l'enchifrènement et de la rhinolalie qui dominent la scène.

L'examen de la gorge, souvent assez difficile à pratiquer, nous montre que la paroi postérieure est le siège d'une tuméfaction lisse, arrondie, unilatérale si on la voit à son début, mais ensuite médiane. Elle soulève le voile du palais qu'elle refoule en avant.

Le toucher pharyngien y fait reconnaître la fluctuation; le doigt sent très bien le choc en retour.

Marche. Pronostic. — La marche de l'abcès rétro-pharyngien est rapide, évoluant de façon très aiguë. Abandonné à lui-même, il peut franchir l'aponévrose latérale, devenant latéro-pharyngien.

Mais généralement il s'ouvre spontanément, pouvant amener la mort par irruption du pus dans les voies aériennes supérieures : asphyxie ou broncho-pneumonie.

Mais l'asphyxie survient parfois avant cette période, du fait même du développement de la tumeur, par simple obstacle mécanique.

Diagnostic. — Difficile au début, il est en général facile, lorsque l'examen de la gorge révèle la collection purulente.

La difficulté consiste parfois à le reconnaître d'un *abcès froid du mal de Pott* : la marche lente de l'affection, l'examen des vertèbres cervicales et des premières dorsales permettront de reconnaître le mal de Pott.

Traitement. — Une fois le diagnostic bien établi, le seul traitement doit *être l'évacuation au bistouri*, qui doit être faite sans anesthésie, ni ouvre-bouche, ces deux auxiliaires favorisant l'irruption du pus dans la glotte.

L'incision sera faite au point le plus saillant, en ponctionnant d'abord pour laisser le pus s'écouler petit à petit. On évitera ainsi la syncope due à la décompression brusque, et aussi l'issue du pus dans les voies aériennes, qui constituent les deux dangers de l'évacuation rapide de ce genre d'abcès.

Si, au moment de l'incision, il y a quelques menaces d'asphyxie, on pratiquera rapidement le renversement de la tête en avant.

Après l'incision, la guérison survient en général rapidement avec quelques soins antiseptiques rhino-pharyngés.

AMYGDALITE CRYPTIQUE

Sous le nom d'*amygdalite cryptique* on désigne l'inflammation chronique des cryptes amygdaliennes.

Les glandes mucipares peuvent s'enflammer ; s'ouvrant dans les cryptes, elles y déversent des exsudats pathologiques qui, joints à des débris alimentaires et à la desquamation épithéliale, ne tardent pas à remplir les cryptes. Ceux-ci sont transformés en réceptacles où s'accumulent les produits de sécrétion et où se cultive la flore microbienne la plus variée.

L'inflammation superficielle de la muqueuse tonsillaire rétrécit, oblitère les orifices cryptiques et la rétention est constituée. Quand l'orifice est complètement oblitéré, la sécrétion cryptique reste enkystée et l'on a affaire à la *forme enkystée* de l'amygdalite cryptique.

CHEZ LES ENFANTS, l'amygdalite cryptique s'accompagne toujours d'hypertrophie des follicules lymphoïdes sous-jacents au crypte. CHEZ L'ADULTE, le processus inflammatoire chronique aboutit à la sclérose des tissus de l'amygdale qui durcit et il est commun de voir des cryptes exister avec des amygdales peu volumineuses et même atrophiées.

Symptomatologie. — Le sujet se plaint de *douleurs* qu'il localise à la région sous-angulo-maxillaire; elles sont le plus souvent unilatérales ou plus marquées d'un côté que de l'autre; généralement peu vives, elles ressemblent parfois à une sensation de chatouillement, de piqûre, que l'on exagère à l'examen avec l'abaisse-langue. Elles amènent souvent de la *toux* sèche, quinteuse. Les malades se plaignent d'éliminer par la bouche des *grains* jaunâtres des granulations (suivant leur expression), à odeur très fétide.

En examinant la gorge, on voit des amygdales généralement hypertrophiées qui laissent apercevoir, sortant de leurs cryptes des amas caséeux.

Ces amas sont souvent difficiles à apercevoir; ils sont cachés par les piliers; on ne les découvre qu'au moment de l'effort dans une poussée provoquée par l'abaisse-langue, ou en soulevant le pilier antérieur avec le crochet amygdalien.

Lorsque le conduit qui permet aux glandes de l'amygdale d'éliminer les produits de sécrétion au dehors, se ferme, il se produit une sorte de *kyste* de petit volume, qui vient soulever la muqueuse, l'amincit et laisse voir, par transparence, une coloration jaune blanchâtre : la variété d'amygdalite *cryptique enkystée* se trouve constituée. Quelquefois même, le caséum qui est renfermé subit l'incrustation calcaire, amenant la *formation de calculs amygdaliens.*

De temps à autre, sous l'influence de la rétention, surviennent des *poussées fébriles* avec température à 39° ou 40°, état saburral, anorexie.

C'est dans ces cryptes infectés que résident souvent les causes de maux de gorge, de poussées de fièvre inexpliquées et ce sont eux qui sont la cause la plus fréquente des abcès et des phlegmons amygdaliens et péri-amygdaliens.

Le *diagnostic* de l'amygdalite cryptique est toujours facile, il est aisé de reconnaître ces concrétions blanchâtres qui farcissent les amygdales. Toutefois il est bon d'être prévenu qu'elles ne se développent pas toujours sur des amygdales hypertrophiées et que parfois ces cryptes passent inaperçus : il est nécessaire de les rechercher derrière les piliers en soulevant ceux-ci avec le crochet. C'est vers les pôles inférieurs ou supérieurs qu'ils se dissimulent le plus volontiers.

La forme *enkystée* est la plus exposée à être méconnue : l'aspect lobulé de l'amygdale, la transparence de la muqueuse qui présente en certains points une coloration plus claire, rosée ou même jaunâtre, laisseront deviner la présence de collections kystiques à leur intérieur.

Traitement. — Le traitement, dans la forme ouverte comme dans la forme enkystée, consiste à favoriser l'élimination des cryptes : à l'aide d'un couteau de forme spéciale, on agrandit l'ouverture des cryptes, on sectionne les ponts charnus qui les séparent ; on les ouvre, s'ils sont enkystés, pour permettre l'élimination de leur contenu. On pratique la *discission* des amygdales.

On ordonne ensuite, pour compléter la désinfection, des attouchements locaux avec des collutoires antiseptique et des gargarismes.

Un moyen plus radical consiste à enlever l'amygdale

et à la morceler. C'est, à notre avis et dans la majorité

Fig. 33. —Faux   Fig. 34. — Crochet   Fig. 35. — Crochet à
du Dr Ruault.   mousse à amygdales. discission du Dr Miguel.

des cas, le vrai traitement rationnel de cette affection.

ANGINES PARASITAIRES

Mycosis.

On désigne sous le nom de mycosis une variété d'angine caractérisée par la production à la surface des amygdales, des piliers, sur la base de la langue, la paroi postérieure du pharynx, de petites touffes blanc jaunâtre, constituées par des filaments du *Leptothrix buccalis*.

Étiologie. Bactériologie. — C'est une affection surtout de l'adulte (entre vingt et trente ans). Essentielle-ment parasitaire et contagieuse, elle est facile à reconnaître en prenant quelques-unes de ces touffes qui poussent dans le pharynx et en les examinant au microscope après simple coloration.

Fig. 36. — Mycosis du pharynx.

Symptomatologie. — Le malade vient le plus souvent nous consulter pour une sensation de picotement, de chatouillement, de sécheresse dans l'arrière-gorge.

D'autres fois, c'est par hasard, en examinant la gorge pour une autre cause que l'on découvre sur les amygdales, la base de la langue, des sortes de petites saillies jaunâtres, pointues, résistantes, de la grosseur d'un grain de millet. Elles peuvent être isolées ou groupées en îlots, en saillies amincies, simulant parfois des *crêtes de coq*. Très adhérentes à la muqueuse, elles ne se détachent pas par le simple frottement et donnent au toucher la sensation cornée.

La muqueuse qui les porte est à peine rouge et un peu enflammée ; mais jamais il n'y a de grande réaction locale.

Marche. Durée. — C'est une affection très tenace, difficile à faire disparaître. Le lepthotrix prend sa racine dans la profondeur de la muqueuse, au fond de cryptes. C'est ce qui explique sa ténacité souvent désespérante et sa résistance aux moyens médicaux ordinaires.

Diagnostic. — Les granulations mycosiques sont toujours des plus faciles à reconnaître par leur aspect si particulier, leur siège, leur adhérence, tous caractères qui les distinguent par exemple des concrétions amygdaliennes qui, elles, existent uniquement dans les cryptes amygdaliens.

Traitement. — Aussi tous les traitements uniquement médicaux proposés jusqu'à ce jour : badigeonnages iodés, à la solution de chlorure de zinc, n'ont-ils donné que des résultats bien peu certains, cédant devant la tendance à la récidive.

L'extirpation à la pince de tous les grains de mycosis un à un, en ne craignant pas d'enlever un peu de tissu amygdalien, ou de la muqueuse qui contient la racine mycosique, est le seul traitement rationnel d'une pareille affection. Il sera bon de faire suivre les séances d'extirpation, qui devront être souvent renouvelées à deux ou trois jours d'intervalle, d'un badigeonnage avec la solution iodo-iodurée forte, à 1 gramme d'iode pour 20 de glycérine, ou de chlorure de zinc à 1/20.

Le **galvanocautère** ne donne pas de meilleurs résultats et amène des réactions bien plus douloureuses.

Muguet.

Le muguet est causé par un organisme inférieur, l'*oïdium albicans* qui végète sur la muqueuse. Ce muguet est plutôt une affection de la bouche; quelquefois cependant on l'observe localisé uniquement au pharynx.

Étiologie. — Il est aussi le plus souvent *secondaire*.

provenant chez des tuberculéux et des cachectiques avancés, des enfants atteints d'athrepsie. Quelquefois cependant il est *primitif*, et c'est sous cette forme qu'il doit nous intéresser principalement ici.

Il constitue une affection contagieuse, due à un champignon avec *spores* et *mycélium*, qui se développe surtout dans un milieu acide, dans certaines réactions de la salive.

Il coïncide toujours, même lorsqu'il est primitif, avec des troubles digestifs assez marqués.

Symptomatologie. — Il y a peu de signes locaux : le malade se plaint seulement de cuisson, de sécheresse de l'arrière-gorge, souvent aussi de soif et d'acidité de la salive.

Si on examine la gorge, on aperçoit au fond du pharynx des taches d'un blanc laiteux en légère saillie sur le reste de la muqueuse qui est rouge et légèrement enflammée.

Ces petites taches sont assez adhérentes au début, mais elles se détachent facilement au bout de vingt-quatre ou quarante-huit heures, si l'on vient à frotter à sec les régions envahies. Elles se reproduisent d'ailleurs très rapidement. Souvent il existe d'autres taches de muguet dans le reste de la bouche, mais parfois aussi l'affection peut être limitée uniquement au pharynx.

Traitement. — 1° Prendre des soins de propreté minutieux, concernant les cuillers, fourchettes, biberons, car le muguet est de nature parasitaire et contagieuse.

2° L'oïdium ne poussant pas en milieu alcalin, il est indiqué de toucher les plaques de muguet avec une solution de borate de soude (ex. : collutoire à 1/20).

On y adjoindra des gargarismes, des lavages de gorge, alcalins également.

PHARYNGITES CHRONIQUES

L'inflammation chronique du pharynx est des plus fréquentes ; elle est consécutive soit à un coryza chronique, à une mauvaise conformation du nez amenant l'insuffisance nasale, soit à une inflammation partie des régions et organes voisins des amygdales palatines, des adénoïdes par exemple.

Les lésions auxquelles cette inflammation chronique donne lieu peuvent évoluer suivant deux formes : ou bien les différents éléments de la paroi pharyngée sont hypertrophiés, il s'agit de la *pharyngite hypertrophique* qui comprend également la *pharyngite granuleuse* ; ou bien au contraire les différents éléments constitutifs de la muqueuse s'atrophient et l'on aura affaire à la *pharyngite atrophique*. Mais, ainsi qu'Escat le fait remarquer à juste titre, ce ne sont là que deux modes de la pharyngite chronique simple qui, elle-même, présente des lésions suffisamment ébauchées pour qu'on puisse la décrire comme maladie bien définie.

Nous étudierons donc successivement : 1º la pharyngite chronique simple ; 2º la pharyngite hypertrophique ainsi que la pharyngite granuleuse ; 3º la pharyngite atrophique.

Pharyngite chronique simple.

Étiologie (Commune aux différentes pharyngites). — Cette affection s'observe principalement chez l'adulte, de vingt à trente ans.

L'*insuffisance nasale* en est une des principales causes ; toutes les variétés de gêne et d'obstruction nasale (rhinite hypertrophique, déviation, éperon de la cloison) peuvent la déterminer. L'obstruction nasale agit de deux façons différentes : d'une part, l'air aspiré, non humidifié, arrivant directement par la bouche, principalement pendant le sommeil, dessèche la gorge ; en outre le sujet, au lieu de se moucher normalement, se mouche dans la gorge ; il en résulte de l'irritation du cavum et du pharynx.

Les sinusites purulentes, par un mécanisme analogue, s'accompagnent souvent de pharyngites chroniques. Le mauvais état des amygdales palatines ou pharyngées (*adénoïdes*), les poussées d'angines auxquelles elles donnent lieu, peuvent la provoquer. Dans l'*ozène*, la poussée atrophique, partie des fosses nasales, peut gagner le pharynx. Au nombre des causes locales, citons aussi l'irritation occasionnée par l'abus du tabac, de l'alcool, des mets épicés, le séjour dans un air sec et surchauffé.

Les *causes générales* agissent surtout comme causes prédisposantes, tel le *tempérament arthritique* congestif ; mais à lui seul il n'est point suffisant pour déterminer la pharyngite chronique, une cause locale est toujours nécessaire. Il en est de même du lymphatisme, si longtemps reconnu comme cause des formes atrophiques. La goutte, le diabète, l'albuminurie peuvent s'accompagner de pharyngite chronique.

L'inflammation chronique de la muqueuse pharyngée se localise principalement sur les glandes ; le catarrhe en fait suinter un mucus plus ou moins abondant : la *lésion des glandes mucipares* est primordiale dans cette affection (Escat).

Symptomatologie. — Signes physiques. — Les symptômes sont des plus variables, depuis *la latence* la plus complète, bien qu'à l'examen le pharynx présente toutes les lésions de l'inflammation chronique, jusqu'à des sensations très pénibles accusées par le malade : il se plaint de sécheresse, et d'ardeur dans la gorge, de difficulté à déglutir la salive, à débarrasser son pharynx des mucosités qui, à la suite du catarrhe, l'encombrent.

D'autres malades viendront vous consulter pour une toux quinteuse, sèche, insupportable.

Signes physiques. — La muqueuse pharyngée est le

siège d'une rougeur vive, mais toujours moins marquée que dans l'angine aiguë. Le voile du palais et la luette sont rouges ; la paroi postérieure est également rouge et recouverte de mucosités souvent assez adhérentes. Parfois même (Escat), on voit sur toute l'étendue de la muqueuse comme autant de petits grains translucides et brillants, de petites goutelettes de mucus qui émergent de l'orifice des glandes mucipares.

CHEZ LES ENFANTS, la pharyngite chronique atteint surtout l'amygdale pharyngée et chez eux les phénomènes d'adénoïdite priment tous les autres.

L'examen du laryngo-pharynx fait avec le miroir montre que la rougeur a gagné l'épiglotte et le vestibule du larynx.

Les aryténoïdes sont rouges également et de temps à autre surviennent des poussées de laryngite aiguë qui reconnaissent dans cet état une de leurs principales causes occasionnelles.

Marche. Durée. Terminaison. — La pharyngite chronique dure pendant des années et a peu de tendance à guérir spontanément ; elle résiste à tous les traitements ; parfois elle reste indéfiniment telle quelle (par exemple la *pharyngite des fumeurs*), mais le plus souvent elle évolue suivant deux formes : la forme *hypertrophique* à laquelle se rattache la forme *granuleuse* et la forme *atrophique*.

Pharyngite catarrhale hypertrophique.

Il s'agit en réalité ici d'un stade de la pharyngite chronique ; on y retrouve les mêmes altérations des glandes mucipares, mais il s'adjoint une sclérose hypertrophique du chorion muqueux avec exagération du tissu artériel et veineux.

Il existerait aussi, suivant Escat, une hypertrophie des gaines musculaires et musculo-aponévrotiques du pharynx.

Étiologie. — Pourquoi chez tel sujet la pharyngite subit-elle cette évolution hypertrophique au lieu de rester catarrhale, ou de passer au stade atrophique.

La tempérament congestif arthritique intervient ici, ce qui fait dire à Gellé que cette forme coïncide toujours avec une face pleine, vultueuse et colorée.

Certains troubles de la ménopause semblent parfois déterminer la transformation hypertrophique par les phénomènes vaso-congestifs et de suppléance qu'ils amènent.

Symptomatologie. — 1º Signes fonctionnels. —Tout comme la pharyngite chronique, la pharyngite hypertrophique évolue souvent *de façon indolente*. C'est très lentement et après de nombreuses années qu'examinant par hasard le malade qui se plaint d'enrouement, de surdité, de bourdonnements, l'on découvre la pharyngite hypertrophique.

Mais souvent aussi se déclare toute une série de *symptômes pénibles* qui ne sont que l'exagération de ceux que nous avons décrits dans la pharyngite chronique.

C'est de la cuisson, du chatouillement dans l'arrière-gorge, qui déterminent un besoin constant de tousser.

Le malade éprouve un besoin de raclement, la sensation de corps étranger, de gêne dans l'arrière-gorge; il fait des efforts pour détacher des mucosités que sécrète en abondance la muqueuse et qui se collent sur la paroi postérieure du pharynx.

2º Signes physiques. —La muqueuse est rouge, d'aspect luisant et vernissé ; le voile du palais est augmenté de volume ; les piliers sont épaissis ; la cavité pharyngée est tellement réduite qu'on a pu la décrire sous le nom de *pharynx virtuel*. Ruault s'exprime de cette façon : « Le pharynx semble plus petit que d'ordinaire, en effet les piliers sont épaissis, le voile l'est également et fréquemment il paraît œdémateux. La luette est toujours grosse, souvent longue, présentant une extrémité arrondie ou parfois renflée en massue. »

L'examen du pharynx est rendu très difficile par l'extrême sensibilité de la muqueuse, par l'existence de contractions spasmodiques qui se produisent au moindre attouchement, en particulier de la langue avec l'abaisse-langue.

Le toucher est souvent impraticable, car il est très douloureux, et par suite de la contraction des piliers il ne donne pas des renseignements bien nets.

Marche. Durée. — L'évolution de cette affection est très lente, comme celle de toutes les pharyngites chroniques ; elle est entrecoupée par des poussées aiguës et ne rétrocède jamais spontanément, l'affection peut rester telle quelle pendant très longtemps, ou au contraire évoluer vers le *stade atrophique.*

Cette phase d'atrophie succédant à l'hypertrophie fait rentrer la muqueuse pharyngée dans les règles générales qui régissent toutes les muqueuses des voies aériennes supérieures (ex. : ozène nasal, la lésion atrophique de la pituitaire est précédée par un stade d'hypertrophie), à savoir que l'atrophie succède à l'hypertrophie.

Complications. — Durant toute cette longue évolution, toujours très pénible, où pendant les poussées aiguës les symptômes s'exagèrent de temps à autre, le pronostic peut être assombri par des *complications.* L'inflammation peut se porter par les trompes vers les oreilles, amenant la surdité et des bourdonnements. La pharyngite hypertrophique est *une des grandes causes de la surdité chez l'adulte.*

La *laryngite* catarrhale simple ou même hypertrophique est des plus fréquentes, l'inflammation gagnant les cordes vocales, les aryténoïdes et même la trachée. Il peut même en résulter de la trachéite et de la bronchite chroniques.

Pharyngite granuleuse.
(Granulations du pharynx.)

La *pharyngite granuleuse* consiste dans une variété de pharyngite chronique hypertrophique. Les follicules clos adénoïdiens, disséminés sur la paroi postérieure du pharynx, prennent surtout part au processus, s'hypertrophient et donnent lieu à des troubles particuliers. Elle constitue bien plutôt un mode de réaction spéciale aux poussées inflammatoires rejetées, qu'une affection à type bien déterminé.

Fig. 37. — Granulations du pharynx.

On retrouve ici comme causes, comme pour la pharyngite chronique simple, toutes celles qui amènent l'irritation dans le pharynx : l'abus de l'alcool, du tabac, des mets épicés, le défaut de respiration nasale. On l'observe aussi chez tous ceux qui font usage de la voix de façon exagérée (chanteurs, orateurs).

Il existe du reste, de façon constante, des lésions de pharyngite chronique sur le reste de la muqueuse, entretenues par les mêmes causes.

C'est une affection de l'adulte. L'hypertrophie adénoïde, qui, chez les enfants, accompagne celle de la glande de Luschka, ne présente pas de caractères bien spéciaux et doit être rattachée à la description de cette affection.

Symptomatologie. — Signes fonctionnels. — La plupart des symptômes décrits autrefois comme caractéristiques de cette affection, relèvent bien plutôt de la pharyngite chronique concomitante et se confondent avec elle.

On peut cependant mettre sur le compte des granula-tions la sensation de *gêne* et de *picotements* dans l'arrière-gorge, le *besoin de hemmer*, les *congestions du larynx* et les *poussées d'enrouement*, très fréquentes chez les gens atteints de cette affection.

Symptômes physiques. — Avec l'abaisse-langue, on aperçoit sur la paroi postérieure du pharynx une série de granulations rouges, ayant le volume d'un tout petit pois. Elles peuvent être confluentes, affectant l'aspect de masses mûriformes ou de bourrelets saillants longi-tudinaux, souvent adjacents et parallèles aux piliers postérieurs, de là le nom de *faux-piliers adénoïdes* qu'on leur a souvent donné.

Chaque saillie granuleuse est entourée d'un petit réseau vasculaire qui en délimite nettement le contour (Moure).

Des mucosités adhérentes, lésions de pharyngite chro-nique, masquent souvent cet aspect de la gorge.

Anatomie pathologique. — Les granulations sont constituées par l'hypertrophie du tissu adénoïde; elles sont formées d'un seul ou de plusieurs follicules agglo-mérés.

Marche. Durée. Terminaison. Pronostic. —L'évo-lution est la même que celle de toutes les pharyngites. Mais ici les *poussées aiguës* sont particulièrement *fré-quentes* : le moindre froid enflamme les granulations ou ramène les poussées d'angine qui ont été la cause du développement de ces granulations.

Cette affection n'a de gravité que par l'importance que leur donnent très souvent les malades nerveux, neurasthé-niques, qui leur rapportent tous les troubles qu'ils éprouvent, ce qui doit être mis sur le compte de l'état général.

Ce qu'il ne faut pas faire. — C'est d'attribuer à ces granulations toute la gamme des troubles nerveux que le malade accuse et leur impute, et qui sont simplement la manifestation de troubles nerveux d'ordre tout à fait général, soit dus à l'hyperesthésie pharyngée.

C'est de promettre la guérison de ces troubles par l'ablation ou la cautérisation de ces quelques granulations.

Le médecin doit être prévenu de l'abus que l'on fait du terme granulations de la gorge, employé à chaque instant par les professionnels de la voix qui sont tentés de leur attribuer l'insuffisance de leurs moyens vocaux relevant de tout autre cause.

C'est de ne point soigner en même temps que les granulations proprement dites la pharyngite chronique et sa cause extrapharyngée (endonasale, amygdalienne, générale).

Pharyngite atrophique.

Il est une forme très spéciale de pharyngite atrophique qui n'est que la propagation au pharynx du *processus atrophique* des fosses nasales, c'est la *pharyngite ozéneuse* dont nous avons parlé à propos de l'ozène (1).

La pharyngite atrophique n'est, elle aussi, qu'un mode d'évolution et de terminaison de la pharyngite chronique; elle relève de causes identiques. Nous avons vu comment elle succède très souvent à la pharyngite hypertrophique.

Dans la pharyngite atrophique, la muqueuse est amincie, présente des taches blanchâtres, les vaisseaux sont sclérosés. Les glandes, les follicules adénoïdes sont atrophiés par l'envahissement du tissu fibreux.

Symptomatologie. — Le sujet se plaint de sécheresse de l'arrière-gorge. Il ne peut expulser quelques mucosités qui s'y concrètent sous forme de croûtes. Il y a des déglutitions à vide, et parfois le malade avale de travers, ses muscles atrophiés ne fonctionnent plus. La muqueuse qui les supporte est décolorée, grisâtre, surtout au niveau de la paroi postérieure.

(1) Voy. Guisez, Maladies des fosses nasales et des sinus, p. 108.

Dans la pharyngite ozéneuse, il existe dans le cavum et le pharynx des croûtes épaisses, verdâtres, à odeur ozéneuse, dont le malade a beaucoup de peine à se débarrasser. Le pharynx est agrandi ; la muqueuse est très sèche, pâle et décolorée. Cette affection est tout à fait gênante et donne lieu en plus très souvent à des propagations aux trompes, aux voies digestives supérieures.

Diagnostic des pharyngites chroniques. — Le diagnostic des différentes formes de pharyngite que nous venons de décrire est en général très aisé. La forme à laquelle on a affaire est toujours importante à bien diagnostiquer car, ainsi que nous allons le voir, le traitement n'est pas du tout le même dans tous les cas. Les formes granuleuses, hypertrophiques et sèches sont faciles à reconnaître.

Il faut savoir aussi faire le diagnostic *de la cause*, dont la notion exacte aura la plus grande part dans le traitement. Il convient d'examiner les fosses nasales, le cavum, les sinus, de rechercher s'il n'existe pas là une cause d'infection (adénoïdes, obstruction nasale, éperon, sinusite), par les mucosités purulentes qui tombent dans l'arrière-gorge, ou une cause de dessèchement et d'irritation de la muqueuse par l'air inspiré.

Il faut aussi passer en revue l'état général, rechercher le diabète, l'albuminurie, la goutte, affections susceptibles d'engendrer la pharyngite chronique.

Traitement des pharyngites. — **Traitement étiologique.** — Quelle que soit la forme à laquelle on a affaire, le traitement de la cause sera institué dès le début, avant tout autre. On enlèvera les végétations adénoïdes, on rétablira le libre fonctionnement des fosses nasales par l'ablation de déviations, éperons, cornets hypertrophiés; on morcellera des amygdales cryptiques. S'il existe un état général défectueux, on instituera un traitement *ad hoc* contre l'albumine, le diabète et la goutte.

Traitement local. — Ensuite on pourra entre-

prendre le traitement local. S'il s'agit de pharyngite
catarrhale simple ou de pharyngite atrophique, la première
indication est de combattre cette sécheresse de la gorge,
par des préparations alcalines, par des lavages du nez,
et surtout par la douche rétro-nasale avec des solutions
carbonatées, bicarbonatées.

Les pulvérisations ou badigeonnages d'huile mentholée
suivant cette formule :

> Menthol.......................... 2 grammes.
> Eucalyptol....................... 1 —
> Huile de vaseline................ 100 —

seront faits deux ou trois fois par jour, soit par les fosses
nasales, soit par la bouche.

Mais tous ces moyens sont bien anodins. Il faut exciter
la muqueuse, lui rendre de la vitalité et du ton.

Le médecin fera lui-même des pansements à l'aide de
préparations iodées, pour ramener de la vitalité à une
muqueuse qui se sclérose. L'iode est un bon excitant des
glandes.

On emploiera les formules déjà signalées.

Formule n° 1 :
> Iode métallique.................. 1 gramme.
> Iodure de potassium.............. 4 grammes.
> Menthol.......................... 0gr,20
> Glycérine........................ 50 grammes.

Formule n° 2 :
> Iode métallique.................. 2 grammes.
> Iodure de potassium.............. 8 —
> Menthol.......................... 0gr,40
> Glycérine........................ 50 grammes.

A l'aide du porte-coton pharyngé, on frottera vigoureu-
sement la muqueuse malade et l'on répétera ce pansement
tous les cinq à six jours.

Dans les cas anciens, lorsque l'atrophie est très marquée,
le nitrate d'argent à 1/20 et même à 1/10 remplacera
avantageusement l'iode.

Dans les *formes hypertrophiques*, l'iode est contre-indiqué ; ce médicament peut augmenter les phénomènes congestifs. Il vaut mieux s'adresser aux préparations alcalines et mentholées.

Dans la pharyngite granuleuse, la destruction des granulations à la fine pointe du galvanocautère ou à la curette, supprime une des causes d'irritation, mais doit être complétée par le traitement que nous venons d'indiquer.

Traitement général. — L'iode à l'intérieur excitera la sécrétion dans les formes atrophiques.

Le TRAITEMENT HYDRO-MINÉRAL doit être employé comme adjuvant. Les stations sulfureuses (Cauterets, Luchon, Enghien) améliorent les formes atrophiques en modifiant l'état local et en stimulant l'état général, qui souvent en a le plus grand besoin.

Dans la pharyngite hypertrophique, survenant généralement chez les arthritiques et les congestifs, les eaux alcalines (Mont-Dore et Ems) sont tout à fait indiquées.

HYPERTROPHIE DES AMYGDALES PALATINES

L'hypertrophie des amygdales peut atteindre l'amygdale palatine, linguale ou la troisième amygdale (adénoïdes).

Nous ne nous occuperons ici que des deux premières. Les végétations adénoïdes ont été étudiées avec les affections du naso-pharynx.

Étiologie. — Le *lymphatisme* est la principale cause du développement des amygdales. Aussi est-ce *pendant l'enfance*, lorsque le système lymphatique est le plus développé, que l'hypertrophie des amygdales sera surtout observée. Les amygdales subissent en effet chez l'adulte une sorte de régression, comme tous les organes lymphoïdes. Les amygdales peuvent persister néanmoins et même l'hypertrophie des amygdales n'est point rare chez lui.

Toutes les causes d'inflammation : angines aiguës,

créant des poussées du côté des amygdales, amènent leur hypertrophie.

On peut incriminer aussi certains états infectieux généraux : comme tous les organes lymphoïdes, elle subit une poussée d'hypertrophie à la suite de, la *grippe*, de la *rougeole*, de la *scarlatine*, de la *syphilis secondaire*.

Elle *coexiste souvent avec les végétations adénoïdes*, la troisième amygdale s'hypertrophiant par les mêmes causes.

Anatomie pathologique. — Avec Ruault on peut distinguer deux sortes d'amygdales hypertrophiées : l'hypertrophie *molle*, spéciale à l'enfance ; l'hypertrophie *dure* de l'adulte.

Dans la forme molle, il y a simplement hypertrophie du tissu et des follicules lymphoïdes.

Dans la forme dure, ce sont les faisceaux fibreux du chorion amygdalien qui envahissent et constituent toute la glande. On y note également un épaississement de la tunique extérieure des vaisseaux qui restent béants sous la coupe. L'inflammation chronique amène à la longue le durcissement des tissus. Toutes ces constatations ont leur importance au point de vue de la symptomatologie et de la thérapeutique, comme nous le verrons.

Symptomatologie. — Les *troubles respiratoires*, auxquels les amygdales donnent lieu, sont marqués principalement la nuit. Se rapprochant sur la ligne médiane, elles empêchent la respiration nasale. Toutefois, une grande partie de cette gêne qui leur était toujours imputée autrefois, doit être mise, aujourd'hui qu'on les connaît mieux, sur le compte des végétations adénoïdes.

La voix est troublée, le voile du palais et les piliers fonctionnant mal : c'est la *voix amygdalienne* sourde, sousgutturale qui est facile à reconnaître.

Une *toux* sèche, quinteuse, provoquée par une sensation de picotement dans la gorge, n'a souvent d'autre cause qu'une hypertrophie amygdalienne.

L'examen de la gorge avec l'abaisse-langue nous fait voir des amygdales volumineuses, à surface irrégulière, percée d'orifices cryptiques. Leur forme, leurs connexions, avec la loge amygdalienne sont variables.

On peut les distinguer en : *Pédiculées*, lorsqu'elles sont retenues dans leur loge par un pédicule plus ou moins large (fig. 38);

Plongeantes, lorsque, tout à fait basses, elles sont situées dans le laryngo-pharynx et ne peuvent être vues

Fig. 38.— Amygdales pédiculées.   Fig. 39. — Amygdales enchâtonnées.

qu'avec le laryngoscope, ou en déprimant fortement la base de la langue avec l'abaisse-langue ;

Enchâtonnées, elles sont alors enclavées dans la loge et adhérentes aux piliers (fig. 39).

Marche. Durée. Complications. — L'hypertrophie amygdalienne n'a point une marche uniforme et de temps à autre surviennent des *poussées inflammatoires paroxystiques*. Ces poussées d'amygdalite sont fréquentes et montrent l'état d'infection latente qui règne dans ces amygdales; des poussées d'angine se déclarent et tous les symptômes s'exagèrent. Ces poussées amènent chaque fois une augmentation du volume des amygdales.

Les amygdales peuvent, par les cryptes qu'elles renferment, être le point de départ de *phlegmons* et d'*adénophlegmons* du cou. Elles se compliquent souvent de pharyngites, de laryngites et de catarrhe tubaire et tubotympanique, avec surdité et bourdonnements.

Ces complications dictent une intervention qui doit être radicale.

Diagnostic. — Le diagnostic est facile.

Il est nécessaire de savoir bien établir où commence l'hypertrophie : les amygdales étant des organes qui existent normalement chez tous les enfants et présentant un certain volume. Il faut savoir aussi reconnaître la *variété molle adénoïde* et la variété *dure* : le traitement étant un peu différent dans les deux cas.

Il convient aussi de rechercher s'il existe en même temps *des végétations adénoïdes*, lesquelles sont fréquentes chez les enfants amygdaliens et reconnaissent des causes analogues.

Traitement. — **Traitement médical.** — Le traitement médical peut, lorsque les amygdales ne sont point trop développées, donner de bons résultats.

On conseillera les *gargarismes alcalins*, légèrement antiseptiques ou astringents. Le gargarisme suivant que nous prescrivons volontiers calme les poussées aiguës et aseptise les cryptes :

Acide phénique....................	1 gramme.
Menthol.........................	$0^{gr},30$
Glycérine..........	50 grammes.
Eau de laurier-cerise.............. ·	150 —

Une cuillerée à soupe pour un verre d'eau bouillie tiède en *gargarismes*, à faire le matin et le soir.

CHEZ LES ENFANTS TROP JEUNES pour pouvoir se gargariser, des collutoires iodés ou résorcinés à 1/20 seront appliqués tous les jours à l'aide du porte-coton.

De même, un *traitement général* contre le lymphatisme,

hydrominéral, sulfureux, arsenical, lutte à la fois contre l'état général qui a besoin de stimulant et l'état local.

INDICATIONS DU TRAITEMENT MÉDICAL. — Ce traitement donne des résultats seulement lorsque l'hypertrophie est molle et de date récente. Il agirait même uniquement, selon nous, comme sédatif et ferait disparaître surtout les poussées congestives qui donnent lieu à de fausses hypertrophies.

Il doit être employé exclusivement lorsque le traitement chirurgical est contre-indiqué : dans l'hémophilie, lorsque sévissent des épidémies (grippe, fièvres éruptives, diphtérie), mais dans tous les cas en dehors de ces contre-indications où l'hypertrophie est bien constatée : le traitement chirurgical doit être de mise.

Le traitement médical ne doit être conservé que comme préparatoire.

Traitement opératoire. — Sans passer en revue les nombreux procédés employés pour réduire les amygdales et qui sont aujourd'hui délaissés, nous dirons que l'amygdale peut être enlevée soit par un instrument tranchant (bistouri, amygdalotome), soit par un instrument emporte-pièce (morceleur de Ruault), soit par anse froide ou chaude galvanique.

Cette opération, pour être bien faite, doit remplir exactement les deux conditions suivantes : elle doit être *aussi radicale et aussi complète* que possible, ne laissant aucun point adhérent, en particulier les deux pôles de l'amygdale, les plus difficiles à enlever ; elle doit préserver le malade de toute hémorragie ultérieure qui peut être grave.

La *variété d'amygdale* aura été bien exactement diagnostiquée auparavant : les amygdales molles saignent peu ; les amygdales fibreuses dont les vaisseaux restent béants après la section exposent aux hémorragies les plus graves. La *forme* des amygdales (enchatonnées, pédiculées) commande également des indications d'opérer de façon spéciale.

GUISEZ. 9

L'*amygdalotomie ou la section au bistouri* peut être employée pour les amygdales pédiculées et dans les formes molles des enfants où il n'y a pas à craindre d'hémorragie.

L'*anse froide* ou *galvanocaustique* chez les enfants à amygdales pédiculées ou chez l'adulte à amygdales fibreuses pédiculées.

Le *morcellement* est la méthode couramment employée aujourd'hui; elle s'applique à tous les cas.

Quant à la destruction des amygdales par la galvanocaustie, par l'ignipuncture, elle doit être aujourd'hui délaissée; elle amène des cicatrices souvent très gênantes qui emprisonnent des cryptes. Elle ne doit plus être employée que dans certains cas spéciaux (hémophiles).

1° BISTOURI; AMYGDALOTOMIE. — L'ablation de l'amygdale au bistouri ne peut être menée à bien que dans des mains très expertes. Saisissant l'amygdale avec une pince, on la sectionne avec un bistouri tenu dans la main opposée, et d'un seul coup on enlève l'amygdale.

L'*amygdalotome de Fanhestock* (fig. 40), modifié par

Fig. 40. — Amygdalotome à 3 anneaux.

Mathieu, sortes d'anneaux tranchants exactement emboîtés, sectionne et peut enlever complètement l'amygdale d'un seul coup.

Ce procédé n'est guère applicable que chez l'enfant chez qui la section de l'amygdale molle n'expose pas aux hémorragies, et lorsque l'amygdale est pédiculée. Dans ces cas seulement, elle doit être employée et a comme avantage d'être d'une exécution facile et peu douloureuse.

2° ABLATION A L'ANSE FROIDE OU CHAUDE. — Elle est

aujourd'hui d'un usage courant, l'anse chaude en se resserrant coupe les tissus en les brûlant ; elle cautérise

Fig. 41. — Anse chaude, manche universel pour cautères et anses chaudes.

les vaisseaux et en pratique instantanément l'hémostase ; l'anse froide, montée sur un manche polypotome

Fig. 42. — Guide-anses.

spécial, sectionne les tissus en les écrasant, et pratique du même coup l'écrasement des vaisseaux. Elle ne

Fig. 43. — Anse froide pour les amygdales.

donne point les réactions douloureuses consécutives à l'application de l'anse galvanique, et semble tout aussi hémostatique. En combinant la traction avec une pince érigne qui fait saillir l'amygdale de sa loge, on peut obtenir l'énucléation totale d'amygdales plus ou moins volumineuses.

3° MORCELLEMENT. — Le meilleur procédé, selon nous, le plus complet et le plus rationnel, est le *morcellement de l'amygdale* à la pince emporte-pièce (fig. 44).

Fig. 44. — Pince du Dr Ruault pour le morcellement des amygdales.

Ce procédé, institué par Ruault, et aujourd'hui généralement répandu, consiste, ayant bien séparé l'amygdale de ses connexions, à la prendre dans la pince à morcellement et à l'extirper par fragments successifs.

L'opération sera faite soit sous anesthésie générale (enfant) au chlorure d'éthyle, soit sous anesthésie locale après avoir badigeonné la région amygdalienne avec une solution cocaïnée à 1/20. On complète l'anesthésie avec des piqûres de stovaïne à 1/100 dans chacun des piliers.

La langue étant abaissée, de la main gauche avec l'abaisse-langue, après avoir décollé l'amygdale de ses

connexions avec les piliers à l'aide de la faux, on saisit
à la pince morcelante successivement toutes les parties

Fig. 45. — Morcellement de l'amygdale.

de l'amygdale, et on l'extirpe de sa loge le plus complètement possible. On fouille la loge amygdalienne, ne
négligeant aucun des pôles. On écrase les fragments tout

en les enlevant : il se fait une sorte *d'amygdalotrypsie* tout
à fait hémostatique.

Lorsque l'opération est terminée, on fait sucer au
malade des bouts de glace, on prescrit une alimentation
liquide et glacée pendant vingt-quatre heures, le séjour
à la chambre pendant cinq à six jours suivant la saison.

Lorsqu'il coexiste des végétations adénoïdes, à moins
de contre-indications spéciales créées par l'état général
du malade (hémophilie, anémie, faiblesse), nous avons
l'habitude de pratiquer toujours ces deux interventions
dans la même séance, en commençant par l'ablation des
amygdales.

Ce qu'il ne faut pas faire. — C'est, au point de vue
diagnostic, prendre pour de l'hypertrophie amygdalienne
cette saillie que fait la région amygdalienne lorsque les
piliers se contractent sous le contact de l'abaisse-langue
avec la base de la langue. Il suffira de le faire respirer
largement et librement pour constater que cette prétendue
hypertrophie n'existe pas.

C'est *prendre pour de l'hypertrophie les poussées catarrhales inflammatoires* qui amènent momentanément le
gonflement de toute l'amygdale. Cette erreur est d'autant
plus préjudiciable que, si l'on opère pareille amygdale, on
s'expose à de sérieux mécomptes.

En effet, il faut bien se garder d'opérer un malade en
poussée d'amygdalite, car on s'expose à des phénomènes
infectieux graves et à des hémorragies redoutables. Mieux
vaut prescrire un traitement calmant pendant quelques
jours et remettre à plus tard l'intervention.

HYPERTROPHIE DE L'AMYGDALE LINGUALE

Comme les autres organes lymphoïdes du pharynx, les
amas de follicules clos situés entre l'épiglotte et la base de
la langue sont susceptibles de s'hypertrophier.

Toutes les causes générales qui favorisent le développement du tissu adénoïde peuvent en amener la production et l'étiologie de cette affection se confond avec celle des autres amas amygdaliens. C'est une affection de l'adulte ; toutefois, elle doit passer très souvent inaperçue chez l'enfant, l'examen au laryngoscope étant souvent impossible, à cet âge, et les symptômes qu'elle engendre e confondant avec ceux des amygdales et des végétations avec lesquelles elles coïncident.

L'abus de la voix chantée ou parlée est certainement un facteur étiologique de l'inflammation chronique et de l'hypertrophie de cette amygdale.

Symptômes. — L'hypertrophie de l'amygdale linguale donne lieu à une sensation de corps étrangers, de poil, d'arête avalée, à un besoin de râclement ou

Fig. 46. — Amygdale linguale hypertrophiée.

à une sorte de *toux, petite, sèche*, quinteuse très gênante.

On signale également des enrouements très fréquents chez les chanteurs et même des phénomènes spasmodiques du côté de l'œsophage, des bronches. Tous ces troubles semblent être dus au frottement constant de la région hypertrophiée contre l'épiglotte.

D'autres fois, au contraire, il est commun de découvrir de grosses amygdales linguales absolument par hasard lors de l'examen du larynx, *latentes,* elles ne donnent lieu à aucun trouble.

Comme pour toute la pathologie pharyngée, il faut tenir compte ici de l'état névropathique général du malade qui exagère une lésion souvent d'apparence insignifiante.

L'examen objectif montre au miroir laryngien, soit de chaque côté du repli glosso-épiglottique médian, deux masses latérales, plus rouges que le reste de la langue, mamelonnées et multilobées. Ces masses peuvent être plus marquées d'un côté que de l'autre. D'autres fois l'hypertrophie des follicules clos s'étend en nappe sans tumeur proprement dite. Elles arrivent à cacher l'épiglotte, lors d'un examen, à la refouler et à l'immobiliser de sorte que l'émission des sons se trouve gênée.

Diagnostic. — L'hypertrophie de l'amygdale linguale est en général facile. La difficulté consiste à fixer bien exactement jusqu'à quel point les troubles pharyngés peuvent lui être attribués.

Bien souvent aussi cette hypertrophie passe inaperçue ; n'oubliez pas de terminer l'examen de la gorge par celui de la base de la langue et vous y trouverez parfois la cause d'une toux, d'un chatouillement et d'un enrouement rebelles à tous les traitements pharyngés que vous avez institués.

Traitement. — 1° **Traitement médical.** — Le traitement médical doit être uniquement résolutif. Il doit, comme dans toute hypertrophie amygdalienne, empêcher ou calmer les poussées aiguës qui amènent une recrudescence des symptômes et augmentent à leur suite l'hypertrophie.

Les badigeonnages locaux à la solution iodo-iodurée, les gargarismes iodés peuvent, dans certains cas d'hypertrophie peu accentuée, donner des résultats tout à fait durables.

2° **Traitement chirurgical.** — Mais lorsque l'amygdale est volumineuse, la *galvanocaustie* sous forme de raies ou de pointes de feu, ou même *l'extirpation à l'aide de la pince* *à morcellement ou de l'anse* amènent un soulagement plus rapide. Mais il ne faut pas se dissimuler que l'amygdale linguale est souvent hypertrophiée en nappe et que les prises sont très difficiles. Aussi nous lui préférons généralement les galvanocautérisations qui nous ont donné les meilleurs résultats.

SYPHILIS DU PHARYNX

La syphilis s'observe dans l'arrière-gorge aux trois périodes de l'affection, mais de façon particulièrement fréquente à la deuxième et à la troisième période.

ACCIDENT PRIMITIF. — L'accident primitif du pharynx, longtemps méconnu et de description récente (1884), n'en existe pas moins. Son siège de prédilection est *l'amygdale palatine.*

L'amygdale est augmentée de volume ; elle est rouge foncé et indurée, et l'adénopathie sous-angulo-maxillaire est constante : le ganglion de Chassaignac est hypertrophié, ainsi que plusieurs des ganglions de la chaîne ganglionnaire cervicale.

Fig. 47. — Chancre de l'amygdale.

L'ulcération qui la recouvre peut avoir un aspect variable et l'on décrit généralement trois formes principales : érosive, ulcéreuse, angineuse (fig. 47).

Dans la **forme érosive**, l'amygdale est recouverte d'une fausse membrane sous laquelle existe une érosion de coloration grisâtre ou opaline.

Dans la **forme ulcéreuse**, il existe une ulcération de

la dimension d'une pièce de 0 fr. 50 à bords surélevés, indurés, à fond gris jaunâtre.

Dans la **forme angineuse**, il n'existe pas d'ulcération et l'affection ressemble à s'y méprendre à une amygdalite aiguë simple : l'amygdale est tuméfiée, rouge, douloureuse au toucher ; il y a fièvre, frissons, phénomènes généraux. Toutefois l'unilatéralité prolongée de l'affection doit faire craindre cette forme de syphilis.

ACCIDENTS SECONDAIRES. — Le pharynx est, peut-on dire, un des lieux de prédilection de la syphilis secondaire.

On peut y observer comme première manifestation de la syphilis pharyngée l'érythème simple et les plaques muqueuses.

Dans *l'érythème syphilitique*, la muqueuse pharyngée est d'un rouge vif et pourpré avec parfois un pointillé rougeâtre ; il existe du catarrhe rhino-pharyngé avec bourdonnement des oreilles et propagation à la trompe d'Eustache.

Les *plaques muqueuses* ont comme siège de prédilection les amygdales palatines, les piliers et le voile. Des taches grisâtres, généralement très visibles, tranchent sur une muqueuse érythémateuse. D'autres fois elles sont très *discrètes*, et en particulier chez les femmes, elles ne se reconnaissent que par l'apparition de toutes petites taches grisâtres, entourées d'un très mince filet rouge.

Les plaques muqueuses peuvent, dans certains cas, et lorsqu'il existe des causes d'irritation, devenir véritablement *ulcéreuses*, dilacérant la muqueuse, ou même végétantes, donnant l'aspect de véritables végétations condylomateuses.

La syphilis secondaire amène dans *tout le tissu adénoïde* du pharynx, de *l'hypertrophie*, et lorsque l'on voit survenir chez un adulte, sans cause apparente, de l'hypertrophie des diverses amygdales (palatine, adénoïde, linguale), en particulier lorsque ces hypertrophies se produisent simultanément, on doit penser chez lui à la syphilis secondaire.

Les accidents syphilitiques secondaires, sans être douloureux, s'accompagnent néanmoins d'une gêne à la déglutition, de dysphagie souvent très tenace, et que certains auteurs ont décrite (Garel) comme caractéristique.

Les accidents secondaires s'accompagnent presque toujours d'adénite sous-maxillaire.

ACCIDENTS TERTIAIRES. — La GOMME est sans conteste la plus fréquente des localisations dans le pharynx.

Elle apparait à une période variable, quelquefois, dans les formes malignes, quatre ou cinq mois après l'apparition du chancre; le plus souvent, pas avant la troisième ou la quatrième année. Le siège de prédilection est le voile, mais on l'observe aussi sur la paroi postérieure du pharynx et les piliers.

La gomme se présente au début comme une tuméfaction lisse, rouge, circonscrite, immobilisant le voile lorsqu'elle se développe à son intérieur. Sa surface devient rapidement violacée et l'ulcération, avec ses caractères typiques, apparaît sur son sommet, elle grandit et envahit une plus ou moins grande surface de la muqueuse du pharynx. Elle est cratériforme, à bords rouge foncé, taillés à pic et à fond grisâtre et pulpeux. A la phase d'ulcération, le processus marche avec une grande rapidité et amène des délabrements souvent très étendus et très profonds (*perforations, dilacérations du voile*).

Ces lésions, souvent très étendues, s'effectuent *sans douleurs*, à l'insu presque des malades qui viendront vous consulter pour de la pharyngite chronique banale, une gêne dans la gorge ou des troubles de déglutition. D'autres fois ils ne nous montrent leur pharynx que lorsque la perforation du voile a amené des troubles sérieux de déglutition et de phonation.

Le pronostic de cette syphilis pharyngée est, comme, on le voit, très grave. Par les pertes de substance qu'elle amène, elle ne se contente pas de créer de larges perforations dans le voile, mais elle s'attaque aux os de la voûte palatine, de la face postérieure du pharynx, amène la production de cicatrices, de brides cicatricielles. Celles-ci déterminent des *rétrécissements* de l'isthme pharyngé, avec toutes leurs conséquences : gêne de la respiration, de la déglutition. L'aspect du pharynx est alors à peine reconnaissable ; les piliers, le bord inférieur du voile sont accolés à la paroi pharyngée postérieure ; la luette est portée vers le côté le moins malade.

Fig. 48. — Syphilis tertiaire du pharynx.
(Perforation du voile.)

Traitement. — 1° Traitement local. — Il est bien restreint pour *le chancre et la gomme* ; il se borne à quelques gargarismes au chlorate de potasse, à quelques badigeonnages légers à la solution de nitrate d'argent à 1/40 qui déterge les ulcérations. A *la période secondaire*, il est au contraire beaucoup plus actif et les attouchements des plaques muqueuses avec le crayon de nitrate d'argent en amènent la disparition rapide.

2° **Traitement général.** — C'est l'iodure à haute dose qui doit être administré, 4 à 5 grammes par jour dans les formes tertiaires, associé ou non au mercure que l'on administre sous forme d'injections d'huile biiodurée à la dose de 0,10 centigrammes par jour ou d'huile grise, 4 à 5 gouttes tous les six jours. On voit, grâce à ce traitement, les ulcérations les plus larges se déterger rapidement et se cicatriser.

TUBERCULOSE DU PHARYNX

Les localisations tuberculeuses dans le pharynx, sans être fréquentes, ne sont point très rares.

Elles peuvent constituer une localisation *primitive* de la tuberculose et évoluer indépendamment de toute autre localisation pulmonaire.

La lésion débute généralement au niveau d'un des amas lymphoïdes qui constituent les amygdales. La tuberculose amygdalienne palatine, les végétations adénoïdes tuberculeuses ont été décrites par tous les auteurs.

Mais elle est le plus souvent une manifestation *secondaire* de la tuberculose, survenant à une période avancée de l'affection par auto-infection.

Symptomatologie. — La tuberculose du pharynx peut évoluer suivant des formes très variées :

Tuberculose à marche lente chronique, qui peut être *ulcéreuse, lupique, hypertrophiante.*

Tuberculose à marche aiguë, miliaire.

TUBERCULOSE CHRONIQUE. — 1° **Forme ulcéreuse.** — C'est la forme la plus communément observée. Sur la muqueuse du pharynx se montrent d'abord des *granulations* jaunâtres ; celles-ci se confondent bientôt et se ramollissent, créant une *ulcération* à bords découpés, dentelés. L'ulcération est peu profonde, son fond est jaunâtre, au pourtour on rencontre souvent de petites granulations grisâtres qui sont tout à fait typiques. Les ulcérations se localisent en tous les points de la muqueuse pharyngée: voile, paroi postérieure du pharynx, piliers. Sur les amygdales, l'ulcération est généralement plus profonde, anfractueuse et ravinée (Escat).

Ces ulcérations ont de grandes tendances à l'extension, à la fois en profondeur et en largeur, dilacérant les piliers et le voile. La tuberculose chronique du pharynx est une affection très douloureuse s'accompagnant de dysphagie rendant l'alimentation presque impossible. L'adénopathie sous-maxillaire est constante, pouvant amener parfois la suppuration des ganglions. Lorsqu'il existe des lésions pulmonaires étendues, elles ont peu de tendance à la cicatrisation et le sujet meurt de cachexie tuberculeuse, par la généralisation de l'affection ou quelque complication.

2º **Forme lupique.** — Elle succède généralement à une affection similaire du nez ou de la face. Il paraît aujourd'hui démontré que le lupus des fosses nasales précède toutes les autres localisations de cette affection (Caboche, Escat).

Tout à fait indolent, il n'est généralement découvert qu'à une période avancée, lorsqu'il est déjà très étendu. Une gêne dans la phonation, une légère sensation de cuisson, tels sont les symptômes auxquels il donne lieu. On le reconnaît à la présence sur le voile, les piliers, de sortes de saillies, mamelonnées, mûriformes, de couleur rougeâtre ou grisâtre. La lésion est tout à fait superficielle. Quelquefois le lupus procède par crevasses, donnant au voile un *aspect uni* tout à fait caractéristique.

Les lésions évoluent lentement, peuvent guérir en certains points, tandis qu'elles en envahissent d'autres. Si elles aboutissent à la guérison finale, il en résulte des cicatrices fibreuses, grisâtres, avec déformations ; des synéchies et des adhérences des différentes parties membraneuses du pharynx. Le lupus met des années à évoluer : quatre, cinq six années.

3º **Forme hypertrophiante.** — La tuberculose peut être localisée primitivement au niveau des différents amas lymphoïdes de la gorge. Elle peut atteindre les *amygdales palatines*, tout comme elle atteint la troisième amygdale. De même que pour l'amygdale pharyngée, elle donne lieu surtout à des lésions *d'hypertrophie*. Le *diagnostic clinique* est impossible, c'est seulement en pratiquant l'exa-

men histologique que l'on peut faire le diagnostic. C'est
là, quoi qu'on en ait dit, une variété rare d'hypertrophie de
l'amygdale palatine, qui pourrait ainsi devenir une porte
d'entrée de la tuberculose.

TUBERCULOSE MILIAIRE AIGUE. — Dans cette
forme, la tuberculose se traduit par des phénomènes de
dysphagie, de douleur, de cuisson qui prennent rapidement
une grande extension. Elle survient soit dans le cours
d'une tuberculose chronique, soit dans la granulie. Le
malade avale difficilement les liquides et sa salive.

La muqueuse pharyngée tout entière est rouge, œdémateuse ; bientôt apparaissent des *granulations miliaires,*
grisâtres ou jaunâtres. Celles-ci, souvent confluentes, ne
tardent pas à donner des *ulcérations* plus ou moins
étendues qui déterminent un aspect finement découpé
à la muqueuse. Il y a toujours de l'adénopathie sous-maxillaire. La marche est fatale et il n'y a point d'exemple
de guérison de cette affection, le malade succombant
aux progrès de la tuberculose pulmonaire ou de la granulie.

Diagnostic. — Le diagnostic des trois formes que
nous venons de décrire est en général facile. Les lésions
pulmonaires concomitantes aident beaucoup à faire le
diagnostic.

La **forme miliaire aiguë** est tout à fait typique : les
granulations font faire le diagnostic.

L'**ulcération tuberculeuse** superficielle est facile à
reconnaître de *l'ulcération syphilitique* qui est beaucoup
plus profonde, à bords taillés à pic.

Le **lupus** évolue, lui aussi, souvent avec des lésions similaires dans les fosses nasales, la face. Lorsqu'il est localisé uniquement au pharynx, tout au plus doit-on faire le
diagnostic avec la syphilis tertiaire. Mais dans cette affection, les lésions sont bien plus profondes, et l'ulcération n'est
pas du tout la même. Les formes hybrides, à la fois tuber-

culeuses et syphilitiques, sont maintenant bien connues.

L'examen histologique fait reconnaître seul la *tuberculose hypertrophiante* de l'hypertrophie simple.

Pronostic. — Grave, fatal même, dans les formes miliaires et ulcéreuses, il est au contraire bénin dans la forme lupique.

Traitement. — 1° **Traitement curatif**. — Dans les formes ulcéreuses circonscrites, on pourra agir localement par des attouchements au phénol sulforiciné à 1/10, à l'acide lactique à 1/2.

2° **Traitement palliatif**. — Le traitement est bien peu actif dans les formes miliaires et ulcéreuses généralisées : on ne peut espérer qu'apporter un peu de soulagement aux souffrances endurées par les malheureux qui en sont atteints et le traitement se bornera à être *palliatif*.

La dysphagie sera combattue par des gargarismes ou des pulvérisations morphinées, cocaïnées, des insufflations de poudre, dont voici une bonne formule :

Menthol......	0gr,15
Chlorhydrate de cocaïne...........	0gr,50
Orthoforme....................	{ āā 5 grammes.
Sucre de lait..................	

Dans le *lupus du pharynx*, on curettera les bourgeons et on les touchera ensuite avec la solution d'acide lactique à 1/2, ou on les détruira avec une fine pointe de galvanocautère. L'ablation et le morcellement sont les seuls traitements dans les formes hypertrophiantes. Il va sans dire que concurremment on ne négligera pas le traitement général qui sera celui de la tuberculose pulmonaire, variable avec la période et les lésions constatées.

TUMEURS DU PHARYNX

On observe dans le pharynx des tumeurs malignes et des tumeurs bénignes.

TUMEURS BÉNIGNES. — Ce sont les papillomes, fibromes, lipomes, angiomes ; elles se rencontrent avec des sièges de prédilection divers : au niveau du voile, des amygdales, de la base de la langue.

Le **papillome** siège de préférence au niveau des bords du voile, à l'extrémité de la luette et sur l'une des amygdales ; il présente l'aspect habituel mûriforme, pédiculé, et n'atteint jamais de bien grandes dimensions.

Le **fibrome** siège soit dans l'amygdale palatine, soit sur le voile ; il se présente sous l'aspect d'une tumeur lisse, dure, rougeâtre. Son volume peut atteindre de grandes dimensions.

Le **lipome**, plus rare, occupe les mêmes sièges de prédilection ; il se présente sous la forme d'une tumeur jaunâtre, avec surface lobulée et consistance molle.

L'angiome siège au niveau du voile, de la base de la langue ; il forme des tumeurs plus ou moins volumineuses, de teinte bleuâtre, de consistance molle et présentant parfois des sortes de battements perceptibles au toucher qui sont isochrones au pouls.

Symptomatologie. — Les tumeurs bénignes donnent lieu à des signes fonctionnels variables. En général ils sont très peu marqués au début ; il ne s'agit en réalité que de troubles occasionnés par la simple présence de ces tumeurs, entravant plus ou moins le fonctionnement de l'organe sur lequel elles se développent.

Les **tumeurs du voile** empêchant le libre jeu de celui-ci amènent du nasonnement, des troubles de la déglutition, du reflux des liquides par le nez.

Si elles se développent sur *l'amygdale*, elles donnent lieu aux troubles de l'hypertrophie amygdalienne : toux, voix amygdaliennes, phénomènes réflexes.

Les *tumeurs de la base de la langue* donnent lieu également à de la toux, à de la sensation de corps étranger, à de la gêne au niveau de la gorge et de l'épiglotte.

Si les tumeurs du pharynx sont plus développées, elles amènent des *troubles respiratoires* par gêne et obstruction mécanique, parfois par pénétration de la tumeur dans le vestibule du larynx.

Pronostic. — Peu grave en général. Cependant il faut savoir que les *angiomes* peuvent amener des hémorragies parfois abondantes et inquiétantes. Les *fibromes*, par leur développement, peuvent entraver la déglutition, la respiration; toutefois l'engagement dans le vestibule du larynx et l'asphyxie sont exceptionnels. Ce pronostic est du reste très amélioré par le traitement chirurgical qui est curatif dans la plupart des cas.

Traitement. — L'extirpation est le traitement de choix de toutes les tumeurs solides : elle se fera soit au bistouri, soit à pince morcelante, soit à *l'anse galvanique.* Les voies naturelles sont toujours suffisantes pour enlever les tumeurs du voile, des amygdales.

Toutefois *la voie transhyoïdienne* est recommandée dans les cas de tumeur volumineuse de la base de la langue.

Les *angiomes*, généralement peu gênants, seront laissés en place ou traités par la galvanocautérisation ou l'électrolyse bipolaire, l'extirpation exposant à des hémorragies souvent graves et l'hémostase étant difficile à faire.

TUMEURS MALIGNES. — Les tumeurs malignes du pharynx sont le *lymphadénome*, le *lymphosarcome* (tumeurs rares), *l'épithéliome* (plus fréquent).

Ces tumeurs peuvent être *secondaires* à des cancers développés dans d'autres régions, envahissant le larynx par propagation.

Nous ne parlerons dans ce chapitre que des tumeurs qui atteignent *primitivement* les différentes parties du pharynx : le voile, les amygdales, les piliers.

Ces tumeurs sont plus fréquentes chez l'homme, ne se

voient guère qu'à l'âge adulte : l'abus du tabac, de l'alcool semble avoir une influence manifeste sur la genèse des tumeurs malignes du pharynx.

L'épithéliome se développe aussi bien sur le voile que sur les amygdales.

Le lymphadénome et le sarcome se rencontrent de préférence sur l'amygdale palatine, plus rarement sur le voile.

Symptomatologie. — **Symptômes fonctionnels.** — Les symptômes ressentis par les malades sont variables, suivant la nature de la tumeur.

PÉRIODE DE DÉBUT. — Les *sarcomes* et *les lymphadénomes* sont *indolores* tant qu'ils ne sont pas ulcérés. Les *épithéliomas* sont, au contraire, toujours et de façon précoce *très douloureux*. Il existe des douleurs irradiées vers l'oreille et à toute la moitié correspondante de la tête. Il se produit une salivation abondante, muqueuse, filante difficile à détacher. L'adénopathie est précoce dans les cas d'épithélioma : les ganglions envahis appartiennent à la région sous-maxillaire ou cervicale : ils sont durs, plus ou moins adhérents aux tissus voisins.

PÉRIODE D'ULCÉRATION. — Les tumeurs malignes, dès qu'elles sont ulcérées, sont toujours très douloureuses, de quelque nature qu'elles soient. L'expectoration devient sanieuse, sanio-sanguinolente. L'haleine est extrêmement fétide.

Du fait du développement de la tumeur se montrent toute une série de *troubles mécaniques* qui sont : la voix amygdalienne si la tumeur est développée dans l'amygdale, du nasonnement et de l'immobilité du. voile du palais, de la gêne à la déglutition et même à la respiration.

Symptômes physiques. — *Objectivement.*

Le *lymphadénome* et le *lymphosarcome* se présentent sous la forme de tumeurs unilatérales, lisses, souvent bosselées. Évoluant lentement et longtemps sans s'ulcérer, elles peuvent atteindre un volume tel qu'elles obstruent l'isthme pharyngé et une partie de la cavité buccale. L'adénopathie est toujours très marquée et très étendue dans cette variété de tumeur pouvant descendre en bas jusqu'au creux sus-claviculaire.

Le *sarcome* forme une tumeur bombée, dure, globuleuse, recouverte d'une muqueuse rouge. Elle devient très rapidement volumineuse et ne tarde pas à s'ulcérer. L'adénopathie ne survient qu'à la période d'ulcération. Le sarcome se développe de préférence sur des sujets jeunes.

Dans l'*épithélioma*, la tumeur débute parfois sur l'amygdale, le bord du voile, sous l'aspect d'un petit papillome. Puis bientôt elle devient fongueuse, mamelonnée, bourgeonnante, envahissant les tissus voisins et les immobilisant. Ceux-ci présentent, en effet, une induration caractéristique. La portion du voile ou de l'amygdale envahie est rapidement immobilisée dans tous les mouvements habituels du pharynx. Le trismus est constant dans les tumeurs épithéliomateuses de l'amygdale.

L'ulcération est rapidement bourgeonnante, sanieuse, recouverte d'exsudat et saigne avec la plus grande facilité.

L'adénopathie survient également de façon précoce, elle occupe la région carotidienne et sous-maxillaire et peut même être bilatérale.

Diagnostic. — Le diagnostic est facile à établir dans les cas d'*épithélioma* et de *sarcome*. Dans le premier cas, les caractères de la tumeur, le bourgeonnement, l'adénopathie, les douleurs sont tout à fait caractéristiques. Dans le second cas, l'âge du malade (souvent un sujet jeune), l'unilatéralité et l'aspect lisse bosselé de la tumeur font faire le diagnostic ; la gomme, le chancre n'ont point ces caractères ; le traitement spécifique lève d'ailleurs tous les doutes.

Dans le cas de *lymphadénome*, tumeur d'ailleurs très rare, on peut penser à de l'hypertrophie simple de l'amygdale, mais l'adénopathie avec son étendue est tout à fait caractéristique dans les tumeurs lymphadéniques.

Le diagnostic histologique avec examen biopsique doit être fait dans tous les cas douteux.

Marche. Durée. Terminaison. — Le pronostic est grave et la mort est rapide : la [mort survient par asphyxie, défaut d'alimentation, par troubles de la déglutition et pneumonie septique, parfois par hémorragies.

Traitement. — 1º **Traitement curatif.** — Si l'on a la chance d'observer un cas de tumeur tout à fait au début, siégeant sur le voile ou l'amygdale et circonscrite sans adénopathie, on peut en essayer l'ablation, soit par les voies naturelles à l'aide de la pince morcelante ou mieux de l'anse galvanique, soit par les voies artificielles (pharyngotomie latérale) si la tumeur est plus développée.

2º **Traitement palliatif.** — Mais la plupart du temps, ces tumeurs sont *inopérables* et l'on doit se borner à un traitement uniquement palliatif, destiné à combattre les symptômes les plus pénibles : la douleur, l'obstruction et les troubles mécaniques dus à la présence de bourgeonnements.

On est autorisé à faire des résections partielles de la tumeur, qui se font sans crainte d'hémorragie à l'anse galvanique.

La *dysphagie*, la *douleur* seront calmées par des pulvérisations locales morphinées et cocaïnées, des bains de gorge au chlorate de potasse et aux décoctions de feuilles de coca.

Enfin la TRACHÉOTOMIE est parfois indiquée contre des troubles respiratoires menaçants.

Dans plusieurs cas que nous avons suivis de très près, nous avons obtenu un véritable arrêt du bourgeonnement et de l'envahissement de la tumeur par des pansements et des applications locales *d'adrénaline à 1/1000*.

III. — LARYNX.

ANATOMIE DU LARYNX

Communiquant avec le pharynx par une large ouverture et situé au-dessus de la trachée-artère, le larynx représente une portion bien déterminée de l'arbre respiratoire *qui sert non seulement à la respiration, mais aussi à la phonation.*

Ce rôle phonateur est dû à la présence à son intérieur de deux bandes élastiques qui, plus ou moins tendues, vibrent sous l'influence du courant d'air expiré ; ce sont les *cordes vocales.* Les sons émis au niveau du larynx sont modifiés plus ou moins en traversant ensuite les portions supérieures du conduit aérifère, le pharynx, la bouche, les fosses nasales, pour constituer la voix chantée et la voix articulée.

Communiquant largement avec le pharynx, il se ferme par le jeu d'un opercule, d'une soupape, l'*épiglotte* qui s'abaisse pendant la déglutition et en obstrue l'ouverture.

CONFIGURATION INTERNE. — Si l'on examine le larynx au laryngoscope, on voit qu'il est très large à la partie supérieure (*zone sus-glottique*). Il se rétrécit vers sa portion moyenne où il constitue la *zone glottique*. Au-dessous, de nouveau, on trouve une portion dilatée que l'on n'entrevoit que pendant la dilatation de la glotte (*zone sous-glottique*).

La glotte se présente à nous sous la forme d'une fente

allongée d'avant en arrière et délimitée latéralement
par des bandelettes blanches, lisses, aplaties, les

Fig. 49. — Coupe verticale du larynx.

cordes vocales inférieures (dénommées plus simplement
cordes vocales). Dans la respiration tranquille, elle prend
une forme triangulaire; dans la respiration forcée, elle est

losangique (fig. 53). En dehors et au-dessus on aperçoit deux sortes de bourrelets à direction parallèle à celle des cordes vocales; ce sont les *cordes vocales supérieures* ou *bandes ventriculaires*.

Entre les cordes vocales proprement dites et ces bandes, on voit les orifices des *cavités ventriculaires*, sortes

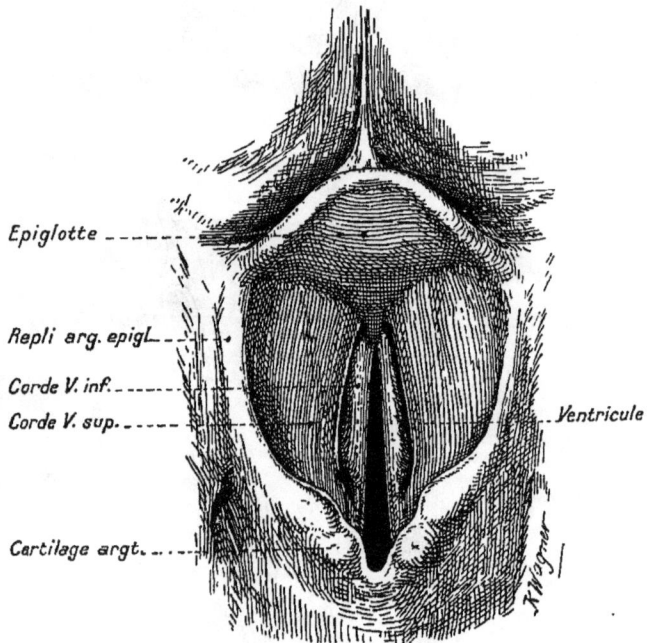

Fig. 50. — Larynx, vue supérieure (sur le cadavre).

de diverticules de la cavité laryngienne allongés dans le sens antéro-postérieur. Chez certains animaux, ces cavités peuvent prendre la forme de sacs, ou de poches laryngiennes et s'étendre plus ou moins loin dans la région du cou et même du thorax.

Les *cordes vocales inférieures* s'insèrent en arrière sur les cartilages aryténoïdes. Le petit espace triangulaire que ceux-ci laissent entre eux dans la région toute postérieure de la glotte prend le nom de *glotte intercarti-lagineuse* (ou *respiratoire*) 1/3, la portion plus longue 2/3, celle qui est située entre les deux cordes vocales, est la *glotte interligamenteuse* (*ou vocale*).

On distingue deux commissures à la glotte : la commissure antérieure et la commissure postérieure.

En avant on aperçoit une lame blanche, l'*épiglotte*, sorte de languette plus ou moins incurvée, qui s'élève ou s'abaisse sur le larynx. Lorsque celle-là est abaissée sur le larynx, on remarque à la partie inférieure de sa base un petit ligament *glosso-épiglottique* médian, de chaque côté duquel se remarquent les deux fossettes sus-épiglottiques, siège fréquent des corps étrangers du larynx.

De chaque côté l'épiglotte donne insertion à trois ligaments : en avant deux replis qui la relient à la base de la langue : les *glosso-épiglottiques latéraux* et en arrière deux cordons en arcs de cercles qui se rejoignent sur la ligne médiane pendant la phonation, ce sont les *aryténo-épiglottiques*. Entre les deux partent deux derniers replis à direction antéro-externe : ce sont les *pharyngo-épiglottiques.*

Zone sus-glottique ou vestibule du larynx.—Le vestibule du larynx se présente sous la forme d'une cavité ovalaire, plus large en avant qu'en arrière. Elle est limitée en avant par l'épiglotte, en arrière sur la ligne médiane elle communique avec le larynx par l'échancrure inter-aryténoïdienne, sur les côtés elle répond à la partie la plus élevée des saillies des cartilages aryténoïdes. Latéralement, les parois des ventricules du larynx sont constituées par les deux replis aplatis dans le sens vertical que nous avons déjà mentionnés : les aryténo-épiglottiques se continuent en bas par la face interne des bandes ventriculaires. Ces parois latérales, dirigées obliquement en bas ct en dedans, se rapprochent graduellement l'une de l'autre et donnent au vestibule du larynx une *disposition infundibuliforme*.

Zone sous-glottique. — Dans l'inspiration forcée, cette région apparaît à travers la glotte sous la forme d'un ntonnoir renversé auquel font suite les anneaux blancs de la trachée. Elle est constituée par : 1° en avant, le cricoïde et la partie inférieure du thyroïde ; 2° en arrière et latéralement, les portions postérieures et latérales du châton cricoïdien.

Tel est l'aspect que présente le larynx dans le miroir laryngoscopique, mais *cette image vue dans le miroir est renversée dans le·sens antéro-postérieur*, la partie postérieure du larynx est en haut du miroir, la partie antérieure en bas. En outre, il s'agit de la projection sur une surface plane des différents éléments d'une cavité et l'image en est par conséquent déformée ; elle apparaît comme raccourcie.

On doit être prévenu de ce fait lorsqu'on examine un malade au laryngoscope et l'on doit avoir bien présent à la mémoire l'aspect anatomique du larynx, tel qu'il se voit lors de la dissection sur le cadavre (fig. 49).

Muqueuse. — La muqueuse qui recouvre les différentes parties du larynx renferme de nombreux *follicules clos*, ce qui explique le développement d'ulcérations au décours des pyrexies, par exemple dans la fièvre typhoïde. Notons aussi la présence de *papilles* particulièrement abondantes sur le bord libre des cordes vocales, lieu d'élection des papillomes. Au niveau des replis et en particulier dans la région aryténoïdienne, le *tissu cellulaire, assez lâche*, peut permettre le développement d'œdèmes souvent marqués chez les jeunes sujets à petit larynx, particularité très importante à connaître (œdème de la glotte).

L'*épithélium* est cylindrique vibratile, sauf sous les deux faces de l'épiglotte, le bord libre des ͏ cordes vocales et les replis aryténo-épiglottiques. Ceci explique le développement d'épithéliomas pavimenteux sur ces différents points.

CHARPENTE DU LARYNX. — Elle est constituée d'un squelette cartilagineux composé de cinq cartilages dont deux entrent principalement dans la constitution du larynx proprement dit : le *thyroïde* en haut, et le *cricoïde* en bas.

Les deux *aryténoïdes* coiffent le cricoïde et, mobiles sur son bord supérieur, ils ont un grand rôle dans le jeu des cordes vocales.

Le cinquième cartilage est constitué par l'*épiglotte*, dont nous connaissons les connexions et la forme en raquette.

Muscles. — Dans la constitution du larynx. des replis que nous avons mentionnés, entre un certain nombre de *muscles* dont la description détaillée sort du cadre de cet ouvrage.

Rappelons seulement qu'il existe deux sortes de muscles: les uns *constricteurs*, les autres *dilatateurs*, accessoirement des *tenseurs* des cordes vocales.

Les *constricteurs* sont : les thyro-aryténoïdiens situés dans l'épaisseur des cordes vocales supérieures; les crico-aryténoïdiens latéraux immédiatement sous-jacents aux précédents et les ary-aryténoïdiens situés à la face postérieure du larynx.

Les *dilatateurs* sont les crico-aryténoïdiens postérieurs.

Les crico-thyroïdiens placés à la face antérieure du larynx sont tenseurs.

Vaisseaux et nerfs. — Les artères proviennent des artères thyroïdiennes inférieures et supérieures. Les lymphatiques se jettent, quelques-uns dans les ganglions pharyngés qui sont en avant du larynx entre les deux cartilages thyroïdes, les autres dans les ganglions sous-sterno-mastoïdiens.

Les nerfs moteurs viennent des récurrents, sauf pour

le crico-thyroïdien qui reçoit ses branches motrices du nerf laryngé supérieur.

Les nerfs-sensitifs sont tous fournis par le nerf laryngé supérieur.

Telles sont les quelques notions d'anatomie clinique que nous avons voulu rappeler concernant le larynx, et que le lecteur doit avoir bien présent à l'esprit pour reconnaître toutes les modifications pathologiques que nous allons étudier.

EXAMEN DU LARYNX

L'examen du larynx et de ses fonctions à la fois respiratoires et nasales comporte plusieurs temps qui doivent être faits systématiquement.

1° C'est tout d'abord l'*examen externe direct* à la vue, à la palpation et à l'auscultation.

2° L'*examen interne* du larynx peut être pratiqué à l'aide du miroir plan qui nous permet de voir indirectement le larynx, c'est-à-dire son image virtuelle; c'est la *laryngoscopie*, mode d'examen resté encore le plus courant. Mais on peut aussi, à l'aide d'une technique récente, l'examiner *directement* : c'est l'*autoscopie* qui a des indications toutes spéciales et rend les plus grands services.

I° Exploration externe.

Bien qu'elle ne donne point toujours de renseignements, elle doit être systématiquement pratiquée et l'on a trop de tendances à la négliger, ne tenant compte que de l'aspect interne du larynx. La simple inspection jointe à la palpation permet de constater l'augmentation de volume de l'organe, la tuméfaction des cartilages, en cas de périchondrite.

Il est indispensable de se rendre compte par le palper de la mobilité du larynx pendant les différents temps de la déglutition et de la phonation. La palpation nous renseigne également sur les points douloureux de la charpente cartilagineuse. Enfin et surtout, elle nous permet de rechercher l'*adénopathie concomitante*, en explorant les chaînes ganglionnaires voisines.

Citons encore comme mode d'exploration à titre d'exception, l'*auscultation* qui a permis, dans certains cas, d'entendre un bruit spécial produit par des corps étrangers ou des polypes du larynx (bruit de grelottement).

Mais c'est la vision directe ou indirecte, jointe à l'étude des modifications fonctionnelles du larynx, qui donne au médecin les renseignements les plus précieux.

2° Laryngoscopie.

La laryngoscopie à l'aide du miroir consiste à projeter un faisceau lumineux sur un miroir incliné à 45° placé au fond de la gorge. Ce miroir reflète la lumière dans le larynx, en reproduit l'image que l'on voit sous forme d'*image virtuelle*.

ÉCLAIRAGE. — L'éclairage est le même que pour l'examen des fosses nasales; nous n'y reviendrons pas ici: le miroir de Clar avec son intensité lumineuse, sa lumière blanche, est encore ici l'éclaireur de choix.

MIROIRS. — Les miroirs ou *laryngoscopes* ordinairement employés sont arrondis ou carrés, adaptés à 45° à l'extrémité d'une tige qui peut se fixer à l'aide d'une vis sur un manche. Ils se font de différentes grandeurs. On doit les choisir inoxydables, argentés de préférence, supportant sans s'altérer l'ébullition au moins pendant quelques minutes.

Le nettoyage de ces miroirs doit être, on le conçoit, on ne peut plus minutieux.

La désinfection à froid est, à notre sens, la plus commode; il suffit de tremper le miroir de façon permanente dans une solution d'oxycyanure à 5/1000 ou de phénosalyl à 1/1000.

Dans notre pratique, après chaque examen, nous passons une seconde les miroirs à l'eau bouillante et nous les

Fig. 51. — Laryngoscopie avec le miroir (position des mains).

laissons ensuite baigner de façon permanente dans
une solution d'oxycyanure à 5/1000 ou de phénosalyl à
1/100. Cette désinfection est tout à fait suffisante.

TECHNIQUE. — La *cocaïnisation* n'est pas souvent
nécessaire ; elle n'est indiquée que chez des sujets à réflexes

Fig. 52. — Laryngoscopie avec le miroir (position du malade et
du médecin).

anormaux et exagérés : chez certains malades, en effet,
le seul fait de tirer la langue hors de la bouche amène
des réflexes nauséeux très prononcés. La pulvérisation

cocaïnée dans le pharynx, les frictions avec un porte-coton sur le voile, le fond du pharynx et la base de la langue sont souvent indispensables pour éviter les nausées et même les vomissements.

Le patient est assis en face du médecin, on lui fait ouvrir la bouche et tirer la langue en lui recommandant une respiration tranquille.

Le médecin saisit la langue de la main gauche avec une compresse, le pouce placé sur la face dorsale et les autres doigts en dessous (fig. 51). Puis de la main droite prenant le miroir comme une plume à écrire, il le chauffe rapidement au-dessus de la flamme d'une lampe à alcool, pour éviter la condensation de la buée à la surface. Ayant essayé sur le dos de la main si la température n'est pas trop élevée, il le porte vivement dans le fond de la bouche sur la face antérieure du voile, sous la luette. Le faisceau lumineux est dirigé sur le miroir. Abaissant le manche et relevant le miroir, il l'incline ensuite et le place dans différentes positions qui permettent l'examen des différentes parties du larynx : épiglotte, aryténoïdes, cordes vocales.

Toutes ces manœuvres seront faites rapidement, en touchant à peine les parties voisines pour ne pas provoquer de nausées, toujours gênantes en pareil cas.

Pour faciliter l'examen du larynx, il est indispensable de faire prononcer au malade la lettre ê, dont l'émission soulève le larynx et relève l'épiglotte, en découvrant toute la zone sus-glottique et glottique.

Fig. 53. — Image glottique. Inspiration forcée.

Dans l'inspiration forcée, on peut voir également la zone sous-glottique et les anneaux de la trachée.

L'*image* vue dans le miroir nous donne, ainsi que nous

l'avons vu à la partie supérieure du miroir, l'épiglotte et la commissure antérieure des cordes, en bas des aryténoïdes et la commissure postérieure. La partie gauche du larynx se reflète dans la partie gauche du miroir et la droite à droite.

DIFFICULTÉS DE L'EXAMEN. — L'examen au laryngoscope présente un certain nombre de difficultés.

Il faut compter avec les sujets nerveux, à réflexes et à nausées faciles, mais que peut supprimer, en général, la cocaïnisation.

Dans les cas difficiles, on ne laissera le miroir que quelques secondes en contact avec la paroi du pharynx. En rejetant la manœuvre on pourra, procédant par une série de petites explorations brèves et réitérées, arriver à examiner la totalité du larynx.

Les difficultés peuvent venir des malformations anatomiques que présente la bouche du malade : la brièveté du frein qui empêche de tirer la langue est souvent un écueil.

L'épiglotte peut rester couchée sur le larynx, empêchant la vision de la glotte, ne se relevant pas pendant la phonation ; il est nécessaire d'user d'artifices : l'observateur peut, se mettant debout devant le malade qui reste assis, faire passer son rayon visuel au-dessus de l'épiglotte. Sinon on relève l'épiglotte après cocaïnisation soit avec un porte-coton, soit avec une pince de forme spéciale qui permet de l'attirer en avant (exemple : pince de Fournié).

L'âge du malade est parfois un obstacle : La laryngoscopie chez l'enfant exige une technique toute spéciale.

Examen chez l'enfant. — En effet, à part l'indocilité, il existe des conditions anatomiques qui font que l'examen est toujours difficile chez les enfants : le frein de la langue trop bref empêche de la tirer suffisamment hors de la bouche ; en outre, le diamètre vertical de l'oro-pharynx est très court, la luette se dissimule derrière la base de la langue, l'épiglotte est aplatie. On peut employer, sur les conseils d'Escat, un abaisse-langue de forme spéciale (fig. 54), coudé et terminé par

Fig. 54. — Abaisse-langue laryngien du Dʳ Escat.

deux dents en fourche. Celles-ci se placent dans les deux sinus piriformes et attirent en avant la base de la langue, en dilatant le pharynx dans sa portion laryngée. S'il le faut, on enroule l'enfant dans un drap et on place l'ouvre-bouche.

Le miroir tenu de la main droite est introduit en même temps que l'abaisse-langue, on attend la première inspiration et par un rapide coup d'œil on aperçoit le larynx. En répétant cette manœuvre plusieurs fois, on peut inspecter successivement les différentes parties du larynx. Quelquefois cet examen n'est pas supporté ; les enfants se mettent à vomir aussitôt et l'anesthésie générale est parfois nécessaire.

Le larynx des enfants peut être aisément examiné maintenant, grâce à la méthode directe de Kirstein.

Fig. 55. — Spatule autoscopique.

Examen direct du larynx. Autoscopie de Kirstein. — Ce procédé, décrit pour la première fois par Kirstein, de Berlin, permet de faire l'examen du larynx sans miroir.

Cette méthode *constitue le premier stade de la trachéo-bronchoscopie directe*. Elle repose sur ce fait que, lorsque

la tête est très renversée en arrière, la langue étant tirée
en avant, on arrive à voir la cavité laryngée sous l'épiglotte suivant une direction rectiligne.

Fig. 56. — Autoscopie directe du larynx.

L'observateur, debout devant le sujet qui est assis,
introduit au-dessus de sa langue une spatule de forme
spéciale (fig. 55), dite *autoscopique*. Il en existe deux
modèles : l'une *pharyngienne*, légèrement recourbée en
bas et qui ne doit descendre que jusqu'à la base de la

langue au-devant de l'épiglotte. L'autre, *intralaryngienne*
droite, destinée à refouler l'épiglotte en avant et à la coller
contre la base de la langue, découvrant de la sorte la totalité de la région glottique et sous-glottique. Elles ont la
forme de gouttières ou de sortes de spatules droites, fixées
sur un manche à angle droit (fig. 55).

Mais, ainsi que le dit Killian, cette spatule est très mal
tolérée ; elle écarte très fortement les parties molles et
impressionne désagréablement les malades.

Grâce à une modification heureuse de cette spatule, que
nous avons rendue tubulaire, grâce à son extrémité inférieure taillée en biseau, à son bord inférieur relevé en bec, ce
mode d'exploration est devenu beaucoup plus aisé (fig. 55).

MANUEL OPÉRATOIRE. — La position assise est toujours
indiquée. Le malade tirant fortement la langue, la tête
renversée en arrière, repose sur un siège très bas à dos
vertical. La cocaïnisation de la gorge et du pharynx étant
faite, l'opérateur se place à gauche du malade. Il introduit
le tube spatulé légèrement chauffé et le dirige de telle
façon que l'extrémité inférieure du biseau soit dirigée en
avant. Cette introduction se fait sur la ligne médiane en
rasant les incisives supérieures.

On reconnaît successivement par la lumière du tube
spatulé le fond de la bouche, le dos de la langue, le voile
du palais, la luette, la paroi postérieure du pharynx.

Faisant ensuite basculer le tube, on ne tarde pas à découvrir l'épiglotte; l'abaissant encore et chargeant pour ainsi
dire cet opercule, on découvre progressivement d'abord la
saillie piriforme des deux aryténoïdes et la région de la
glotte et dans les mouvements d'inspiration, la région
sous-glottique (fig. 56).

AVANTAGE DE CETTE MÉTHODE. — Cette méthode offre
de grands avantages : toute la face interne du larynx se
trouve ainsi dégagée comme avec une sorte de spéculum.

En particulier, dans le cas d'épiglotte procidente et

molle, le tube spatule la relève très bien et permet de voir toute la région de la glotte. Elle est d'une application bien moins douloureuse que tous les releveurs de l'épiglotte qui ont été imaginés.

Quand le rapprochement des mâchoires par trismus empêche l'introduction du miroir, on peut très bien par l'une des commissures glisser le tube spatule et avoir ainsi un libre accès dans le larynx.

Chez les malades trachéotomisés, on sait qu'il est difficile de voir le larynx; toute tonicité a disparu; l'épiglotte, les bandes ventriculaires sont affaissées. Grâce à la laryngoscopie directe, on peut examiner facilement, surveiller les lésions laryngées, voir à quel moment on pourra décanuler le malade.

Chez l'enfant, cette méthode rend les plus grands services : on ne peut pas, en effet, songer chez lui à l'emploi du miroir. L'ouvre-bouche étant placé, on peut, renversant la tête en arrière, examiner avec le tube spatule tout le larynx, pratiquer certaines interventions endolaryngées par les voies naturelles jusqu'alors impossibles (ablation de corps étrangers, de papillomes multiples).

Comme on le voit, cette méthode comporte un certain nombre d'indications, néanmoins elle ne doit pas être substituée à la laryngoscopie avec le miroir.

SÉMÉIOLOGIE FONCTIONNELLE. — Lorsque l'on pratique l'examen d'un larynx, il est utile de rechercher et d'analyser les troubles fonctionnels qui peuvent mettre sur la voie du diagnostic.

Troubles de la voix. — La voix peut être plus ou moins altérée depuis le voile léger jusqu'à la complète aphonie. Si, en général, il y a rapport entre le degré d'*aphonie* ou de *dysphonie* et les lésions du larynx, il est commun de voir des aphonies totales avec des lésions minimes du larynx, et inversement.

L'aphonie complète ne se voit guère qu'à la phase

ultime de la phtisie, dans les paralysies complètes des cordes chez les hystériques.

Il existe des altérations de la voix qui parfois sont assez caractéristiques pour faire songer à des lésions bien déterminées de la muqueuse laryngée.

Une raucité particulière dite *voix de rogomme* caractérise celle des alcooliques.

Les syphilitiques présentent une voix dure toute spéciale, la *raucedo syphilitica*.

Les tuberculeux à la phase avancée ont la voix éraillée, puis ensuite *éteinte et soufflée*.

Les cancéreux ont la voix dure ; elle prend un timbre particulier : il semble que le malade parle dans une anche en bois, c'est la *voix de bois*.

Dans les polypes du larynx la voix est *multitonale* : le malade a des faux pas dans la voix qui manque tout à coup, puis reparaît de nouveau suivant la place que prend le polype.

Troubles de la respiration. — La dyspnée est variable, suivant la nature et le degré de l'obstacle qui existe au niveau du larynx ; elle prend le nom de *cornage*.

En présence d'un dyspnéique, il est toujours assez malaisé de savoir si l'obstacle *siège dans le larynx ou dans un autre point de l'arbre aérien*.

Si la voix est éteinte, si on voit à chaque inspiration le larynx s'abaisser, on doit supposer que l'obstacle est dans le larynx ; lorsqu'il siège dans la trachée, le larynx n'exécute pas cette sorte d'abaissement.

La dyspnée peut présenter des recrudescences (accès de suffocation), durant lesquelles le malade est cyanosé, et fait des efforts considérables pour appeler l'air dans la poitrine.

Si la dyspnée est très accentuée, elle s'accompagne de *tirage sus-sternal* et *sous-claviculaire*.

Spasmes ou ictus laryngés. — Ils siègent au niveau des cordes vocales, immobilisant celles-ci en adduction. Il s'agit là d'accidents purement nerveux, dus soit à des irri-

tations locales par polypes, corps étrangers ou à des phénomènes réflexes à point de départ plus ou moins éloigné.

Toux. — La toux laryngée est peu caractéristique ;
elle est très variable suivant les modifications de la voix·.
Au point de vue du timbre, on distingue différentes
variétés de toux : la *toux sèche*, *éteinte*, la toux *aboyante*, la
toux *spasmodique*.

Expectoration. — L'expectoration doit être soigneusement examinée. Il s'agit de se rendre compte si elle est
normale, purulente, hémorragique, si elle renferme des
débris de fausses membranes qui peuvent venir du larynx.

Douleur. — Elle peut être ou spontanée ou provoquée.
Elle est spontanée et très vive dans les cas de lésions
inflammatoires ou de tumeurs malignes de cet organe avec
parfois irradiation vers les régions voisines, vers l'oreille
par exemple. Elle peut être provoquée par l'exécution du
deuxième temps de la déglutition et prend alors le nom
de *dysphagie*, qui existe non seulement pour les aliments
solides et liquides, mais pour la simple déglutition de la
salive ; cette *dysphagie à vide* est souvent très prononcée
dans certains cas de laryngite aiguë, dans les ulcérations
tuberculeuses ou cancéreuses à la période avancée.

Altération de l'haleine. — La fétidité de l'haleine
peut donner certains renseignements : les ulcérations
cancéreuses exhalent une odeur de putréfaction ; les ulcérations tuberculeuses une odeur aigrelette. Dans l'ozène
laryngé, il est bien difficile de faire le départ de l'odeur
exhalée par le larynx et par les fosses nasales.

THÉRAPEUTIQUE GÉNÉRALE

Application locale des médicaments.

Les médicaments peuvent être administrés dans le larynx
sous forme d'inhalations, de pulvérisations, d'insufflations

de poudre, mais surtout de badigeonnages et d'instillations que nous étudierons de façon toute particulière.

Les premiers sont en effet communs au pharynx et aux fosses nasales et leur mode d'administration est sensiblement le même; les seconds sont spéciaux au larynx.

INHALATIONS. — La technique et l'instrumentation est la même que pour les fosses nasales (inhalateur de Moure). Elles sont employées dans un but antiseptique, émollient et calmant, dans les cas de laryngite aiguë ou chronique, de trachéite.

PULVÉRI-SATIONS. — Les pulvérisations se pratiquent soit à froid à l'aide de petits pulvérisateurs à main (fig. 57), soit à chaud à l'aide du pulvérisateur à chaudière. Nous savons comment ces pulvérisations doivent être prises pour ce qui est du pharynx, du naso-pharynx. Pour le larynx, il est indispensable que le malade tire lui-même la

Fig. 57. — Pulvérisateur à huile de Vaast (naso-pharynx).

Fig. 58. — Lance-poudre de Luc.

langue devant le pulvérisateur et

respire largement devant lui. En tirant la langue, il attire
et relève l'épiglotte et la pulvérisation pénètre facilement
dans le fond de la gorge.

APPLICATION DE POUDRES. — Les insufflations
de poudres peuvent être faites ou par les malades eux-
mêmes (aspiration), ou par le médecin (insufflation).

1° **Aspiration.** — L'aspiration faite par les malades se
pratique à l'aide d'un tube de forme recourbée [ex. : celui
de Leduc (fig. 59)]. Le tube est garni de poudre, le

Fig. 59. — Tube de Leduc.

malade fait une brusque inspiration qui fatalement lui
fait suivre la voie respiratoire et la répand sur les différentes
portions du larynx, de la trachée. Il est nécessaire toutefois que ces poudres soient finement pulvérisées pour être
tolérées par la muqueuse laryngée.

2° **Insufflation.** — L'insufflation de poudres dans le
larynx doit être pratiquée par le médecin, le malade tirant
la langue, sous le contrôle du miroir laryngoscopique. C'est
la seule façon d'être assuré que la poudre pénètre bien
dans le larynx.

BADIGEONNAGES, PANSEMENTS DU LARYNX.
— A l'aide d'un porte-ouate recourbé (fig. 60), dont
l'extrémité est pourvue d'encoches, on façonne un tampon
d'ouate qui, imbibé des substances médicamenteuses, va les
porter dans les différentes portions du larynx. C'est le
laryngologiste seul qui peut mener à bien ce pansement et
il doit le faire sous le contrôle du miroir. Pour faire un
pansement de la glotte, il faut profiter d'une inspiration
profonde et engager rapidement le porte-ouate entre les

cordes vocales. Il arrive parfois que le malade est pris
d'un spasme glottique, ce qui l'effraie toujours. Il suffit

Fig. 60. — Pansement du larynx.

de le rassurer, de lui faire fermer la bouche et de lui
commander de respirer par le nez.

Lorsque l'on doit agir au niveau de la glotte et lorsque

l'on utilise des caustiques un peu énergiques, il est préférable de faire précéder le
pansement de la cocaïnisation locale (Voy. p. 173). Il
peut arriver aussi que le co-
ton se détache du porte-ouate, cela constitue un
accident qui peut devenir grave s'il pénètre
dans les voies aériennes, aussi convient-il de
le fixer bien solidement : l'adhérence intime
du bourrelet d'ouate est assurée si l'on serre
bien les deux premiers tours sur les encoches
dont est pourvue l'extrémité du porte-ouate.

INSTILLATION LARYNGÉE. — L'instillation laryngée se pratique à l'aide d'une
seringue laryngée ayant une contenance
de 2 à 3 centimètres cubes, dont la canule
est coudée, comme tous les instruments
laryngiens. Deux anneaux pour les doigts
servent à maintenir la seringue et un est
fixé au piston qui fait sortir le liquide
à instiller (fig. 62).

C'est le médecin qui pratique l'injection
sous le contrôle du miroir. Le malade tient
lui-même sa langue, émet de préférence un
son qui relève l'épiglotte (la voyelle é).
Ayant bien en vue la glotte, le médecin injecte vivement quelques gouttes de la solution médicamenteuse.

Le rapprochement des cordes vocales favorise, en effet, la stagnation du liquide in-
jecté au-dessus et à leur niveau.

Au contraire, si l'on pratique l'instillation pendant l'inspiration, les quelques
gouttes de solution passent à travers
la glotte dans la région sous-glottique du larynx.

Fig. 61.
Porte-ouate.

Mendel a indiqué un procédé qui n'exige pas le secours du miroir. Il repose sur ce fait que lorsque le sujet tire la langue hors de la bouche, le seul orifice béant est la glotte, l'œsophage en dehors de tout mouvement de déglutition étant complètement fermé, par le sphincter œsophagien ». Si à l'aide de la seringue l'on injecte dans

O. SIMAL

Fig. 62. — Seringue intralaryngée.

ces conditions un liquide vers la paroi postérieure du pharynx, il pénètre directement dans la glotte ; on peut injecter ainsi des liquides qui pénètrent dans la trachée et les bronches. Mendel recommande ces injections dans le traitement de la tuberculose pulmonaire et il emploie, à cet effet, des solutions eucalyptolées, goménolées à 1/20.

GALVANOCAUTÉRISATION. — La galvanocautérisation se pratique couramment dans les différentes parties du larynx. On se sert de cautères de forme appropriée, à longue courbure et destinée à agir dans tous les points de la muqueuse laryngée. Une très forte cocaïnisation est nécessaire pour pouvoir mener à bien ces galvanocautérisations.

On l'emploie pour la destruction de tumeurs de petit volume, de nodules, et dans certaines formes d'ulcérations tuberculeuses avec infiltrations laryngées.

Les cautérisations une fois faites, on prescrira, pour combattre la réaction inflammatoire souvent très vive, les boissons froides, les gargarismes analgésiques, et les inhalations émollientes.

Anesthésie locale.

L'anesthésie locale du larynx est très souvent indiquée, soit pour faciliter un examen chez certains sujets qui ne le supportent pas autrement, soit pour pratiquer les opérations intra-laryngées.

L'anesthésie se pratique avec la solution cocaïnée à 1/20 ou à 1/10, à laquelle on joint souvent quelques gouttes de solution d'adrénaline à 1/1000.

Elle comporte non seulement l'insensibilisation du larynx proprement dit, mais aussi celle du pharynx, de façon à supprimer tout réflexe.

Technique. — Elle se pratique, ainsi que le dit très bien Laurens dans son livre de technique, en deux temps.

Dans un premier temps on anesthésie le pharynx et dans un deuxième le larynx. L'anesthésie du pharynx se pratique en pulvérisant à l'aide du petit pulvérisateur à cocaïne quelques gouttes de solution cocaïnée sur le voile, la région des piliers, la paroi postérieure du pharynx. On fait suivre au bout de quelques instants, dès qu'il y a une amorce d'insensibilisation plus complète, cette simple application d'un badigeonnage à l'aide d'un porte-coton ou d'un pinceau qui, imbibé de cocaïne, va compléter l'anesthésie du voile et des piliers. Lorsque tout réflexe a disparu on peut, dans un deuxième temps, procéder à l'insensibilisation du pharynx. Pour cela, faire tirer la langue par le malade que celui-ci maintient fixée à l'aide d'une compresse hors de la bouche; le médecin prend de la main droite la seringue laryngée dans laquelle il a aspiré quelques gouttes de la solution cocaïnée à 1/20; — tenant le miroir de la main gauche, lorsqu'il a bien en vue l'image laryngée, il instille rapidement quelques gouttes de la solution sur la base de la langue, l'épiglotte et le vestibule de l'épiglotte. Un badigeonnage à l'aide du porte-coton laryngien fait dans ces mêmes régions en complète l'anesthésie. Puis faisant prononcer un son, pratiquer une nouvelle instillation qui insensibilise les cordes vocales et toute la région glottique.

Pour anesthésier la région sous-glottique, il convient d'instiller quelques gouttes de cocaïne pendant l'inspiration.

La quantité totale de solution à injecter est de 2 à 3 centimètres cubes de solution à 1/20.

L'anesthésie du larynx doit, comme on le voit, être faite suivant une technique bien déterminée et, avant de commencer une intervention, on doit s'assurer avec le porte-coton laryngé qu'il ne se produira plus aucun réflexe. C'est d'une bonne cocaïnisation que dépendent les succès opératoires dans toutes les opérations intralaryngées.

Ce qu'il ne faut pas faire. — C'est d'instiller de fortes doses de cocaïne dans une première séance : il faut tâter la susceptibilité du sujet à ce toxique, sinon on s'exposerait aux plus graves accidents.

MALADIES DU LARYNX

LARYNGITES AIGUES

Les formes aiguës de l'inflammation du larynx comprennent :

La laryngite catarrhale aiguë simple.
Les laryngites infectieuses (grippales et fièvres éruptives).
Les laryngites phlegmoneuses.
Les laryngites pseudo-membraneuses.

Laryngite aiguë simple.

On désigne sous ce nom, l'inflammation aiguë catarrhale de la muqueuse laryngée.

Étiologie. — Elle reconnaît, comme *causes déterminantes*, le froid et surtout le refroidissement, c'est-à-dire le passage brusque d'une atmosphère chaude à une plus froide. L'abus de la parole, du chant, les excès de table, de boisson ou de tabac peuvent amener le catarrhe aigu du larynx.

Une rhino-pharyngite aiguë la précède très souvent et amène par propagation l'inflammation des cordes vocales.

Certains sujets y sont particulièrement *prédisposés*, et en particulier ceux dont la respiration nasale est imparfaite.

Dans la respiration buccale, en effet, l'air n'a pas le temps de se réchauffer ni de s'humidifier et irrite très facilement les cordes vocales. Enfin, il existe toute une série de prédispositions dues à la profession (chanteurs, orateurs, crieurs des rues), au tempérament (arthritisme, congestif).

Symptômes. — **Symptômes fonctionnels**. — La laryngite aiguë débute par une sorte de prurit, de cuisson, de chatouillement et quelquefois d'ardeur dans la gorge.

La voix ne tarde pas à être enrouée, bitonale, et l'aphonie survient bientôt. Elle est due à la congestion de la muqueuse et aussi à la parésie de certains muscles. Une toux sèche, quelquefois quinteuse et douloureuse, secoue en même temps le malade. L'expectoration, rare, visqueuse et collante, difficile à détacher au début, devient ensuite plus fluide, muco-purulente.

Symptômes physiques. — Au laryngoscope, la muqueuse est uniformément rouge : les cordes vocales, les bandes ventriculaires, les aryténoïdes présentent une teinte égale d'un rouge vif. Sur les cordes, la muqueuse est dépolie et peut même présenter de petites ulcérations.

On aperçoit par places une sorte de sécrétion catarrhale qui reste collée sur les cordes vocales, les empêche de se rapprocher, joue un rôle assez sensible dans les troubles de la phonation : la voix en effet, en particulier le matin, ne s'éclaircit que lorsque ces sécrétions sont expulsées sous les efforts de hemmage.

Les muscles peuvent se parésier suivant la loi de Stockes qui dit que tout muscle sous-jacent à une muqueuse enflammée peut se paralyser : les thyro-aryténoïdiens internes sont pris. Les cricothyroïdiens (tenseurs), par paralysie *a frigore* du nerf laryngé externe, sont les plus touchés; il en résulte que les cordes se tendent mal ; la glotte a une forme ovalaire, les cordes vocales flottent : c'est là un nouvel obstacle à la phonation normale.

Evolution. Pronostic. — L'évolution de la laryngite aiguë simple est toujours rapide; en une semaine ou un peu plus, tout est terminé. Seul l'enrouement peut persister plus ou moins longtemps par parésie des muscles, ou, si le

malade ne garde pas, de par ses obligations profession-
nelles, le repos vocal désirable. C'est en pareil cas que
la résolution se fait mal et que la laryngite aiguë peut
passer à l'état chronique.

Diagnostic. — La laryngite aiguë est d'un diagnostic facile : il est impossible de confondre l'aphonie par
catarrhe aigu avec celle de toute autre cause : hystérie,
paralysie nerveuse ; l'examen au laryngoscope faisant
voir la coloration rouge généralisée à toute la muqueuse
du larynx affirme le diagnostic.

Traitement. — 1° **Traitement local.** — Comporte des
applications externes révulsives et décongestionnantes de
compresses ou, mieux, d'éponges chaudes au-devant du
larynx et à la base du cou.

On prescrira des *inhalations* de vapeurs émollientes
très chaudes, en se servant de l'inhalateur Moure, dans
le récipient duquel on versera une cuillerée à soupe de la
solution suivante :

Teinture de benjoin..........	⎱ āā 10 grammes.
— d'eucalyptus..........	⎰
Menthol...................	0,50
Alcool à 90°.............	50 grammes.
Eau de laurier-cerise....	150 —

Ces inhalations seront répétées trois ou quatre fois par
jour, pendant dix minutes. Dans la chambre, on main-
tiendra une atmosphère humide et chaude, en faisant
bouillir dans un récipient des feuilles d'eucalyptus. Si les
troubles vocaux persistent, les excitants de la fibre musculaire, la noix vomique, les courants faradiques seront
nécessaires.

Le malade gardera un repos vocal absolu, restera à la
chambre au début et évitera dans la suite les atmo-
sphères enfumées.

2° **Traitement général.** — Quelques gouttes d'aconit
(teinture de racine d'aconit, X à XX gouttes) par jour

GUISEZ.   12

dans une potion, calment l'irritation et la toux dans les cas
très aigus, mais sont rarement nécessaires. La révulsion
ou la dérivation du côté du tube digestif (purgatif salin)
donnent très souvent un bon résultat.

Laryngite aiguë chez l'enfant. Laryngite striduleuse, faux croup.

Chez l'enfant, la laryngite aiguë, qui, chez lui, succède
toujours à une rhino-pharyngite, presque toujours d'origine
adénoïdienne, présente des symptômes et une évolution
toute particulière.

L'inflammation aiguë du larynx amène rapidement des
phénomènes de dyspnée intense pouvant aller jusqu'à l'asphyxie de par les faibles dimensions du larynx à cet âge.

Elle peut prendre chez lui, en particulier chez l'enfant
nerveux, une forme spasmodique décrite depuis longtemps
par les auteurs sous le nom de laryngite *striduleuse ou
faux croup.*

La laryngite procède chez lui par accès survenant
brusquement après des signes prodromiques insignifiants.
Trousseau a donné de cette affection une description
saisissante. « Un enfant est pris tout à coup dans la nuit,
vers onze heures, minuit, une heure, d'un accès d'op-
pression ; il se réveille en sursaut dans une agitation
fébrile considérable ; sa toux est rauque, très fréquente,
mais forte et bruyante, sa respiration est entrecoupée,
haletante, accompagnée pendant l'inspiration d'un bruit
aigu, d'un sifflement laryngien strident. » Sa voix, modifiée dans son timbre, n'est jamais éteinte comme dans le
croup véritable.

Après une demi-heure, une heure de cette crise, l'accès
cesse, l'enfant se calme et le sommeil revient.

Assez ordinairement les accès se répètent plusieurs nuits,
à peu près à la même heure, mais en perdant de leur vio-

lence. Dans l'intervalle des crises, il y a peu de symptômes, la voix est simplement un peu enrouée.

Cette allure permet suffisamment de distinguer cette affection du véritable croup : la gorge ne présente d'ailleurs aucun exsudat, aucune fausse membrane.

Le pronostic est bénin, les cas de suffocation mortelle sont exceptionnellement rares.

Traitement. — 1° Le traitement au moment de la crise comporte tous les moyens pouvant la calmer : il suffit d'appliquer au-dessous du cou quelques compresses ou mieux des éponges imbibées d'eau très chaude que l'on changera et renouvellera aussi souvent que possible, pour provoquer de la révulsion superficielle.

Les inhalations de quelques gouttes d'éther ou de chloroforme ont, dans les formes graves, une propriété très antispasmodique.

Rarement on aura besoin d'avoir recours au tubage ou à la trachéotomie.

2° **On préviendra le retour de pareilles crises** en faisant prendre au malade des préparations belladonées ou bromurées, et en maintenant dans la chambre une atmosphère humide.

Enfin, on ne négligera pas, lorsque les accès auront disparu, de pratiquer un examen soigneux du cavum et de traiter comme il convient les végétations adénoïdes, les amygdales hypertrophiées, origine le plus souvent de tout le mal.

Laryngites infectieuses.

Les maladies microbiennes peuvent toucher plus ou moins le larynx. Les déterminations laryngées de la grippe, des fièvres éruptives, érysipèle, fièvre typhoïde, méritent une mention toute particulière.

LARYNGITE GRIPPALE. — La laryngite peut se montrer à différents degrés au cours de la grippe.

1° Le plus souvent il s'agit d'une inflammation qui présente tous les caractères que nous avons assignés à la laryngite aiguë simple : aphonie, rougeur des différentes parties du larynx, dysphagie. Mais quelquefois aussi elle présente des caractères spéciaux.

2° **L'inflammation** se localise souvent dans le tissu sous-muqueux, amenant de l'*œdème* plus ou moins prononcé des parties postérieures du larynx dans les régions aryté-noïdiennes, les replis aryténo-épiglottiques. Cette forme est particulièrement douloureuse, amenant une dysphagie intense ; la phonation elle-même est pénible.

Au laryngoscope, on distingue une infiltration œdémateuse de la région postérieure du larynx qui fait saillie à l'entrée de l'œsophage, ressemblant à s'y méprendre à l'infiltration tuberculeuse.

3° Des **ulcérations** peuvent se développer dans les différentes parties du larynx. Elles se manifestent plus ou moins profondes sur les bords libres des cordes vocales, à la partie antérieure ou postérieure des cordes vocales. Les pertes de substance sont généralement symétriques, se mettant en contact pendant des efforts vocaux.

4° Les **paralysies musculaires** sont relativement rares, mais elles existent néanmoins, affectant parfois un groupe de muscles, constricteurs, dilatateurs ; elles cèdent en général aux moyens thérapeutiques ordinaires.

De pronostic généralement bénin, la laryngite grippale peut laisser dans le larynx des ulcérations qui persistent plus ou moins longtemps (deux ou trois mois). Elles peuvent être un point d'appel de la tuberculose laryngée.

LARYNGITE HERPÉTIQUE. — L'herpès bucco-pharyngé se localise quelquefois dans le larynx, déterminant de ce côté une sensation de brûlure, d'ardeur dans le larynx. On distingue, coïncidant avec celles qui siègent dans le pharynx et la bouche, des vésicules localisées sur l'épiglotte, les aryténoïdes, les ventricules du larynx; ici comme ailleurs, la muqueuse qui les porte est rouge et tuméfiée.

L'herpès du larynx est très anodin; il guérit en quelques jours par les inhalations et le repos du larynx, et par le traitement habituel de l'herpès : sulfate de quinine, purgatifs salins.

LARYNGITE APHTEUSE. — Les localisations aphteuses sur le larynx sont rares : un ou deux aphtes se montrent au décours d'une stomatite aphteuse sur le vestibule du larynx, l'épiglotte, les replis aryténo et glosso-épiglottiques.

Les vésicules aphteuses présentent ici les caractères ordinaires : plaques blanches portées sur une muqueuse rouge tuméfiée.

Elle se manifeste par une douleur cuisante au niveau du larynx, ou, au moment de la déglutition, de la toux et de la dyspnée chez les enfants.

L'affection guérit en quelques jours, une semaine au plus. Les irrigations avec le permanganate de potasse, les lavages de bouche, les pulvérisations alcalines dans le larynx constitueront tout le traitement.

LARYNGITES DES FIÈVRES ÉRUPTIVES. — A des titres divers, les fièvres éruptives, rougeole, scarlatine, variole, donnent lieu à des manifestations laryngées survenant comme prodromes au décours ou pendant la convalescence des fièvres éruptives.

Rougeole. — 1° PENDANT LA PÉRIODE PRODROMIQUE. — L'énanthème morbilleux peut se localiser dans le larynx. La muqueuse est alors simplement rouge, congestionnée ou pointillée, plus foncée, tout comme dans l'énanthème du pharynx qui se montre à cette période. La laryngite est alors indiquée par de l'enrouement, de la toux rauque et un peu de gêne respiratoire.

Mais quelquefois aussi il existe de l'œdème aryténoïdien ou sous-glottique, amenant des crises de suffocation qui nécessitent le tubage ou la trachéotomie.

2° SURVENANT PLUS TARDIVEMENT, il peut encore y avoir simple laryngite aiguë, mais souvent aussi il s'agit de laryngite ulcéreuse à début insidieux, se compliquant d'ulcérations siégeant à la région postérieure aryténoïdienne.

La *diphtérie* peut s'installer secondairement sur le larynx d'un rubéolique, constituant le *croup morbilleux* à pronostic toujours sérieux.

Scarlatine. — La laryngite scarlatineuse prend fréquemment une forme grave. Tantôt il s'agit de manifestation inflammatoire, mais s'accompagnant presque toujours d'œdèmes et d'exsudat pseudo-membraneux ; d'autres fois même, il y a ulcération périchondritique et nécrose des cartilages sous-jacents.

Ces formes sont très rares, mais particulièrement graves. Elles peuvent exister en dehors de toute complication diphtérique sous laquelle on décrit généralement les laryngites scarlatineuses.

Variole. — Les pustules varioliques envahissent le larynx au moment où elles apparaissent également sur la peau (du quatrième au sixième jour de la maladie).

Elles paraissent très fréquentes : elles existeraient communément chez tous les malades qui meurent de variole.

Elles se manifestent par une altération de la voix, des douleurs laryngées, de la dysphagie, de la toux et des expectorations sanguinolentes.

Au laryngoscope, on constate des pustules qui tuméfient la muqueuse laryngée, mais qui ne tardent pas à faire place à des ulcérations plus ou moins profondes.

Elles peuvent atteindre les tissus sous-jacents, s'accompagnant de périchondrites du cartilage thyroïde et du cricoïde.

Dans ces formes, le pronostic est grave : la mort peut survenir par extension aux organes respiratoires (broncho-pneumonie), ou rapidement du fait des phénomènes de dyspnée et de l'asphyxie qui peut en résulter. D'autres fois il persiste des *cicatrices* qui mènent aux rétrécissements du larynx. Le malade sera exposé à la trachéotomie et au port d'une canule à perpétuité, si l'on ne peut dilater le larynx par les voies naturelles.

Varicelle. — Exceptionnellement mais de façon bien établie, l'éruption peut, dans la varicelle, précéder l'éruption cutanée, ou survenir simultanément. Elle est toujours très grave et Marfan et Hallé, sur 4 cas constatés, n'ont obtenu la guérison que dans un seul cas.

LARYNGO-TYPHUS. — Les manifestations laryngées de la fièvre typhoïde *sont fréquentes.* On s'explique cette fréquence par la présence de *follicules clos* dans la muqueuse laryngée, tissu analogue à celui des plaques de Peyer de l'intestin grêle. Aussi les ulcérations typhiques ne sont-elles pas rares au niveau du larynx.

Cliniquement, l'invasion du larynx est annoncée par de l'enrouement, de la dysphagie, qui peut, dans des formes œdémateuses, s'accompagner de suffocation, d'expectorations sanieuse et sanguinolente, avec cornage, tirage et sensibilité extrême du larynx.

Au laryngoscope, ou bien il s'agit d'une simple laryngite aiguë passagère, et la muqueuse apparaît rouge, dépolie, érodée par places. D'autres fois il existe de véritables *exulcérations* se développant et siégeant de préférence au point où les amas lymphoïdes sont les plus développés. On les voit sur les aryténoïdes, l'épiglotte, les replis aryténo-épiglottiques, le bord libre des cordes vocales, la région sous-glottique. Ce sont des ulcérations en forme de godet, à la surface desquelles on trouve le bacille d'Éberth et qui se développent alors que le malade est en plein état typhique, du deuxième au troisième septénaire. Elles gagnent facilement en profondeur, s'accompagnant de périchondrite et de nécrose des cartilages. Le cartilage cricoïde et les aryténoïdes sont les plus fréquemment atteints.

Ces altérations sont particulièrement graves; elles peuvent entraîner le mort par suite de la sténose aiguë qui résulte de l'œdème, de la périchondrite, des abcès, qui obstruent la cavité laryngée, fusent vers le médiastin, ou bien elles laissent à leur place des rétrécissements cicatriciels.

On décrit aussi une forme de laryngite dothiénentérique *névropathique*, dans laquelle il existe une parésie ou une paralysie d'un ou de plusieurs muscles du larynx. Il s'agirait, dans ces cas, d'une névrite produite par la toxine typhique (Mallard et Bernaud).

Le laryngo-typhus s'observe dans les formes graves de la dothiénentérie; il est devenu beaucoup plus rare de nos jours, grâce à une meilleure thérapeutique de l'infection typhique et peut-être aussi à une gravité moindre de la maladie.

Le traitement local comporte des inhalations émollientes et, lorsqu'il y a ulcération, des pulvérisations phéniquées à 1 p. 100.

ÉRYSIPÈLE DU LARYNX. — L'érysipèle du larynx n'est le plus souvent que la propagation de lésions similaires du pharynx ou de la face.

La gêne respiratoire intense, un enrouement et de la douleur à la déglutition survenant au début ou au décours d'un érysipèle de la face devront faire penser à cette propagation. La muqueuse du larynx est rouge, congestionnée, les replis sont gonflés par de l'œdème et portent de petites phlyctènes.

Mais il faut savoir aussi que l'érysipèle peut se développer primitivement sur le larynx : Massei, de Naples, a décrit pour la première fois cette forme en 1885. Il y a fièvre intense, frissons violents en même temps que s'installent tous les symptômes locaux que nous avons signalés.

Traitement. — Le traitement sera surtout antiphlogistique : pour parer à cet œdème aigu qui accompagne la laryngite érysipélateuse ; les fomentations à l'aide d'éponges chaudes au-devant du larynx, les inhalations, les pulvérisations alcalines calmantes seront indiquées.

Laryngite phlegmoneuse. — Abcès du larynx.

Les abcès peuvent se former à l'intérieur du larynx ou dans les parties qui entourent cet organe. Ils peuvent être ou *intrinsèques*, ou *extrinsèques*.

Étiologie. — Ils surviennent fréquemment à la suite des maladies infectieuses : érysipèle, fièvre typhoïde, variole, rougeole, scarlatine ; ou bien il s'agit de la propagation d'une phlegmasie de voisinage : amygdales, adénoïdite. D'autres fois il y a des causes locales plus directes : traumatismes, fractures, corps étrangers, refroidissements.

Symptomatologie. — **Symptômes fonctionnels**. — Le malade se plaint de *douleurs* localisées exactement au niveau du larynx, vers la base du cou, avec irradiation du côté de l'oreille. Ces douleurs sont très vives et exaspérées par la déglutition et la pression de l'organe.

La dysphagie est intense, surtout si l'abcès est extrinsèque, siégeant soit vers l'épiglotte, soit vers les replis aryténo-épiglottiques.

La respiration est très gênée, principalement dans les formes intrinsèques. L'aphasie est toujours complète, s'accompagnant de toux sèche, étouffée pour ainsi dire.

L'examen au laryngoscope montre, si l'abcès est extrinsèque : une tumeur d'un rouge vif luisant qui envahit, soit les replis aryténo-épiglottiques, soit l'épiglotte elle-même. Celle-ci est alors plus saillante d'un côté que de l'autre : l'abcès se développe sur la face antérieure de l'épiglotte, là où le tissu cellulaire est le plus abondant.

Les **abcès intra-laryngés** siègent généralement au niveau des bandes ventriculaires ou même dans la région sous-glottique ; le volume varie de celui d'une noisette à celui d'une noix, jamais plus.

Les abcès ont une évolution rapide : ou bien ils se résolvent, ou bien ils s'ouvrent spontanément dans le larynx, pouvant amener des complications bronchiques et bronchopulmonaires parfois très graves. D'autres fois la collection fait autour de la trachée des médiastinites descendantes ou elle peut se faire jour par les parties latérales du cou. La mort survient quelquefois brusquement par suffocation ou syncope.

Diagnostic. — Il doit être établi : 1° **Avec les œdèmes aigus du larynx** ; l'examen laryngoscopique permet d'établir nettement le diagnostic : l'inflammation est plus marquée, la dysphagie et la douleur plus intenses quand il y a abcès. La tuméfaction n'a point le même aspect dans les deux cas : « un œil exercé doit savoir reconnaître le pus sous la muqueuse » (Moure) ; celle-ci prend en effet une teinte jaunâtre, indice de la suppuration.

2° Avec l'**érysipèle**, qui est parfois difficile à diagnostiquer au début, mais ensuite la distinction est très facile.

Traitement. — *Si l'on peut voir le malade au début tout à fait*, les méthodes résolutives pourront être mises en usage (compresses chaudes, glace au devant du cou).

Mais *dès que le diagnostic de suppuration est bien établi* : il convient d'évacuer l'abcès le plus rapidement possible.

Deux voies s'offrent à l'opérateur :

1° Une voie *interne* qui doit être la voie habituelle ; elle se pratique à l'aide du bistouri à longue lame, de forme spéciale. Après cocaïnisation locale du larynx, inciser largement et profondément. Renverser en avant la tête du malade rapidement, aussitôt que l'incision est faite, pour éviter la projection du pus dans la trachée et les bronches.

On aura d'ailleurs tout préparé pour une trachéotomie qui parfois doit être faite à cet instant pour éviter l'asphyxie immédiate.

La trachéotomie s'impose quelquefois d'urgence, si le malade présente des menaces d'asphyxie par développement de la poche abcédée.

2° La *voie externe* pour l'incision de l'abcès ne doit être qu'exceptionnellement suivie et seulement lorsque la collection pointe au dehors. La recherche de l'abcès se fera alors couche par couche, sur un des bords latéraux du larynx.

Laryngite pseudo-membraneuse. Croup (1).

La laryngite diphtérique est de beaucoup la plus fréquente des laryngites à fausses membranes, les autres sont tout à fait exceptionnelles et ne méritent pas de description d'ensemble.

Le *croup* est généralement *secondaire* à une angine, à une rhinite diphtérique. Il survient au décours de la diphtérie, du deuxième au cinquième jour de l'affection.

Mais il peut se montrer primitivement, comme manifestation précoce de la maladie (*croup d'emblée*).

La diphtérie consécutive à la rougeole se complique fréquemment de croup à forme grave; dans les autres fièvres éruptives le larynx est plus souvent épargné.

Symptomatologie. — Début. — C'est généralement au décours de l'angine diphtérique, que se manifeste l'invasion du larynx : elle est indiquée par des troubles de la voix, qui devient rauque puis voilée.

Quand il est primitif, le croup ressemble à une laryngite banale, mais très rapidement apparaissent la dyspnée et tout le cortège de la diphtérie laryngée.

(1) Nous n'étudierons de cette affection comme pour l'angine diphtérique que ce qui est spécial au laryngologiste.

D'après Rilliet, il est classique de décrire trois périodes à cette affection :

1º Période initiale de troubles vocaux et de la toux ;

2º Période de troubles respiratoires (dyspnée);

3º Période d'obstruction complète mécanique (asphyxie).

1ʳᵉ Période. Troubles vocaux. — La voix est enrouée, éraillée et ses troubles s'accentuant très rapidement, elle ne tarde pas à s'éteindre. La toux subit des modifications parallèles dans son timbre; elle devient plus difficile, elle est suivie de gêne respiratoire, et le malade marche rapidement en un ou deux jours, quelquefois en quelques heures, vers les troubles respiratoires.

2ᵉ Période. Troubles dyspnéiques. — La difficulté respiratoire se traduit par une lenteur remarquable de l'inspiration qui devient plus difficile : cette gêne se manifeste d'abord au moment de l'effort, à la reprise qui suit une quinte de toux, ensuite elle devient continue.

Par suite de l'obstacle laryngé à l'entrée de l'air dans le thorax, il se produit du *tirage* : c'est-à-dire par la production du vide intra-thoracique, la dépression des plans superficiels au niveau du sternum, soit en haut au niveau de la fourchette et de la base du cou (*tirage sussternal*), soit en bas au niveau du creux épigastrique (*tirage épigastrique*).

Des *accès de suffocation* viennent s'ajouter à ce tableau. Procédant par véritables crises, quelquefois ils se produisent sans cause, pendant le sommeil par exemple; mais le plus souvent ils sont provoqués par une émotion, une crise de colère. Brusquement l'enfant s'agite, est inquiet, il s'assied ou se dresse sur son lit et l'on assiste au tableau que nous avons déjà décrit à propos de la laryngite striduleuse. L'asphyxie est imminente; il est rare cependant que la mort survienne pendant un de ces accès : tout cesse, soit à la suite de l'expulsion d'une fausse membrane, soit tout à fait spontanément. Ces accès surviennent 4, 5 à 10 fois dans les vingt-quatre heures.

L'accès de suffocation semble être dû bien plutôt à un *spasme de la glotte* (tout comme dans la laryngite aiguë striduleuse), qu'à la présence de fausses membranes dans le larynx.

3e Période. Période asphyxique. — L'enfant semble moins souffrir, il tombe dans un état de torpeur.

Il se produit une sorte de fausse détente, due aux progrès de l'asphyxie et à l'affaiblissement de l'état général. La face est tantôt violacée et tantôt livide (asphyxie blanche), les extrémités se refroidissent, le pouls devient petit, filiforme, et la mort survient dans les convulsions ou le coma.

Telle est la *forme habituelle* de la diphtérie; toutefois il est à noter que, dans un certain nombre de cas, l'évolution peut être différente. Elle peut avorter et ne pas atteindre la deuxième période, ainsi que cela est fréquent depuis l'usage du sérum antidiphtérique (*forme fruste*).

Il existe aussi une forme *toxique* ou *infectieuse*, dans laquelle les symptômes du croup sont moins nets et moins accusés, mais où dominent les phénomènes d'intoxication et de mauvais état général du malade (albuminurie, prostration).

La fièvre, quoique constante dans la laryngite diphtérique est peu élevée; elle dépasse rarement 39°; il y a souvent de l'hypothermie à la phase terminale.

CHEZ L'ADULTE, le croup évolue suivant une forme un peu spéciale : les phénomènes respiratoires dyspnéiques sont toujours peu accentués, le larynx étant beaucoup plus large chez lui; les phénomènes généraux d'intoxication passent au premier plan.

Symptômes physiques. — L'EXAMEN LARYNGOSCOPIQUE (quand il est possible) montre la muqueuse laryngée recouverte de fausses membranes à localisations variables ; les deux faces de l'épiglotte, les bandes ventriculaires sont leur siège de prédilection.

L'AUSCULTATION DES POUMONS ne donne point de

renseignements bien particuliers : l'air y pénétrant mal, il existe de l'obscurité du murmure vésiculaire.

Complications. — Les fausses membranes peuvent, du larynx, s'étendre à tout l'*arbre trachéo-bronchique*, obstruant les bronches et produisant même, lorsqu'elles sont expulsées à la suite d'une quinte de toux, le moulage des bronches dans lesquelles elles étaient incluses.

Indépendamment de cette localisation des fausses membranes aux bronches, il peut exister des phénomènes de *broncho-pneumonie* secondaires à forme toujours très grave.

La mort peut également survenir par asphyxie ou du fait des phénomènes d'intoxication.

Pronostic. — Le pronostic serait donc on ne peut plus grave. Aujourd'hui, grâce à l'emploi du sérum, il se trouvé très amélioré.

Diagnostic. — Le diagnostic est facile dans tous les cas où le croup succède à l'angine diphtérique ; il est très difficile dans tous les cas de croup d'emblée, ou lorsqu'il est consécutif à une angine légère ou méconnue.

Il est essentiel de bien localiser dans le larynx la cause de la dyspnée ; on élimine ainsi la broncho-pneumonie, la bronchite capillaire.

La *laryngite striduleuse* ou *faux croup* survient brusquement chez un enfant bien portant : il n'y a que peu de troubles de la voix et de la toux dans l'intervalle des crises.

L'examen bactériologique doit être fait dans tous les cas par la prise et l'examen d'une parcelle d'exsudat et de fausse membrane.

Traitement. — Le traitement de la diphtérie étant institué, il convient, lorsqu'il y a menace de croup, ou lorsque celui-ci a débuté, de diriger contre lui des soins tout à fait spéciaux.

Les inhalations émollientes, les compresses d'eau chaude devant la gorge, combattront l'élément spasmodique du croup. La sérothérapie aura été instituée de façon très précoce.

Enfin, contre les troubles asphyxiques, il convient parfois d'employer le tubage et la trachéotomie.

ŒDÈME AIGU DU LARYNX

Les *œdèmes du larynx* peuvent se manifester à titres divers, comme complication de différents affections spécifiques du larynx. Mais l'œdème peut se montrer, pour ainsi dire, comme affection primitive et autonome, constituant par lui seul toute l'affection ».

L'œdème présente un siège très variable ; il occupe spécialement les parties du larynx où le tissu cellulaire est le plus lâche : les replis épiglottiques, l'épiglotte, les bandes ventriculaires.

Etiologie. — 1° Le *froid* semble être la cause unique déterminante de l'œdème *primitif* du larynx.

L'ingestion de liquides trop chauds ou caustiques, l'éraillure, le passage d'un corps étranger, l'introduction d'un instrument dans le larynx, du tube dans le tubage, la fatigue vocale exagérée, et l'ingestion de certains médicaments (iodure de potassium) amènent l'œdème aigu du larynx.

2° L'œdème peut se développer aussi *secondairement* à une inflammation de voisinage : angine aiguë phlegmon, abcès de voisinage (amygdalien, rétro-pharyngien), dans certaines affections générales : grippe, érysipèle, etc. Nous en parlerons à propos de ces différentes affections ; nous aurons en vue surtout ici la lésion primitive, caractérisée par l'œdème aigu sous-muqueux.

Symptomatologie. — Dans l'œdème du larynx, la douleur est très variable ; quelquefois elle est peu marquée, il s'agit simplement d'une sensation de corps étranger ou de gêne dans la gorge; le malade éprouve un besoin de raclement. La voix est peu altérée; elle est quelquefois rauque, rarement il y a de l'aphonie; le malade a de la *dyspnée si l'œdème* progresse, des accès de suffocation ne tardent pas à se montrer.

Ces accès peuvent être graves, évoluer rapidement et amener la mort : le malade a la face livide, se dresse sur son séant et meurt rapidement, en asphyxie, si l'on n'intervient pas à temps.

Mais cette évolution grave est heureusement rare; le plus souvent tout se borne à de simples accès dyspnéiques; la maladie dure huit à dix jours et disparaît sans laisser de traces.

L'examen du larynx au laryngoscope montre, si l'œdème siège au niveau des replis aryténo-épiglottiques, des sortes de bourrelets lisses, translucides, analogues à des vessies de poisson (Moure). L'épiglotte est augmentée de volume, ressemble à un museau de tanche. Les bandes ventriculaires et plus rarement les cordes vocales peuvent être envahies, et c'est dans ce cas surtout que les phénomènes asphyxiques sont le plus prononcés et que l'affection mérite véritablement le nom d'œdème de la glotte, sous lequel Trousseau a décrit cette affection.

Traitement. — **Traitement local.** — Il sera externe ou interne.

A l'extérieur on essaiera de faire de la révulsion par l'application de compresses très chaudes ou de sacs de glace au-devant du larynx.

A l'intérieur on ordonnera au malade de faire des inhalations de vapeurs émollientes, d'avaler des bouts de glace.

Quelquefois on s'est trouvé bien de joindre à ce traitement quelques scarifications sur les parties œdématiées.

Le tubage ou la trachéotomie sont parfois indispensables dans les cas d'asphyxie.

Traitement général. — Une injection sous-cutanée de

chlorhydrate de pilocarpine 5 à 10 milligrammes, les dérivatifs intestinaux : purgatifs salins, bains de pieds sinapisés agiront très bien comme décongestionnants et seront prescrits utilement.

LARYNGITES CHRONIQUES

Laryngite catarrhale chronique simple.

On dénomme ainsi l'inflammation chronique de la muqueuse du larynx.

Étiologie. — C'est la *plus fréquente*, la plus banale et peut-être aussi la plus tenace des laryngites chroniques.

Elle succède le plus souvent à une ou à plusieurs laryngites aiguës, chacune d'elles laissant à sa suite une légère inflammation, celle-ci s'accroît avec les poussées aiguës successives, et le catarrhe chronique se trouve constitué.

Toutes les *pharyngites chroniques*, amygdaliennes ou autres, les *catarrhes naso-pharyngiens*, adénoïdiens ou d'origine nasale, obstruction des fosses nasales, suppurations sinusales, peuvent, par voisinage et continuité de muqueuse, passer dans le pharynx et amener de la laryngite chronique.

Toutes les causes de fatigue et d'irritation du larynx y conduisent, particulièrement le surmenage de la voix chez les orateurs et chanteurs, les excès d'alcool et de tabac, le séjour dans une atmosphère imprégnée de vapeurs ou poussières irritantes (fumées, tailleurs de pierre).

Symptômes. — Les laryngites chroniques se traduisent par un ensemble de troubles fonctionnels plus ou moins accentués.

Symptômes fonctionnels. — Les *troubles vocaux* sont constants : la voix est enrouée, principalement le matin : il s'est accumulé pendant la nuit des mucosités que le malade a de la peine à décoller de ses cordes vocales pour retrouver un peu du timbre de sa voix. Cet enrouement reprend le soir sous l'influence de la fatigue vocale.

Ces modifications de la voix présentent tous les degrés depuis la simple altération du timbre jusqu'à l'aphonie complète.

La toux, fréquente le matin, amène l'expectoration de mucosités grisâtres perlées.

Symptômes physiques. — L'examen du larynx au laryngoscope permet de constater objectivement des lésions qui amènent à décrire plusieurs formes de cette affection.

a) Forme catarrhale simple. — La muqueuse laryngée est rouge dans toute son étendue, les cordes vocales ont perdu leur aspect blanc nacré. Elles sont rouges et dépolies, et recouvertes de mucosités ¡visqueuses adhérentes, grisâtres, qui s'accumulent en particulier à la région aryténoïdienne où on les voit accumulées sous forme de points grisâtres de la grosseur d'un grain de mil.

b) Forme hypertrophique, pachydermique. — Cette forme, bien décrite par Ruault, n'est que l'aboutissant non forcé, mais fréquent du stade précédent. La muqueuse s'hypertrophie : en particulier, dans la région interaryténoïdienne, il existe là des sortes d'élevures mamelonnées faisant saillie entre les cordes vocales, au point d'en empêcher le rapprochement : cette hypertrophie peut gagner les cordes vocales amenant de la cordite hypertrophique. C'est à l'ensemble de ces lésions que les Allemands donnent le nom de *pachydermie laryngée* (Virchow).

Les nodules vocaux, les polypes du larynx seraient des formes localisées de ¡cette hypertrophie catarrhale de la muqueuse laryngée. (Voir pages 218 et 223).

Marche. Pronostic. — La laryngite chronique a souvent une durée indéfinie et une marche très lente, les mêmes causes persistant, entretenant et aggravant la lésion primitive. Bien que bénigne, au point de vue général, elle est souvent grave au point de vue fonctionnel et entrave bien des professions.

Diagnostic. — Il est toujours facile. Il conviendra de se rappeler que c'est la plus fréquente de toutes les laryngites et que bien des enrouements qui pourraient faire croire à la tuberculose et à la syphilis lui sont dus.

La forme hypertrophique peut en imposer pour de *l'infiltration tuberculeuse* ou même, dans certains cas, du *cancer à forme végétante* (1).

Nous verrons, à propos de ces différentes affections, que la confusion n'est guère possible.

Traitement. — **Traitement étiologique**. — La première indication vis-à-vis d'une pareille affection est d'en traiter la cause : il faut que le malade modifie son hygiène générale (tabac, alcool) et locale (abus de la voix parlée ou chantée).

Il faut traiter aussi les lésions de voisinage qui entrent pour une bonne part dans l'étiologie. Il faut désobstruer les fosses nasales, opérer la sinusite, enlever les reliquats de végétations, les amygdales cryptiques qui entretiennent le catarrhe naso-pharyngien, la pharyngo-laryngite.

Traitement local. — Les INHALATIONS, les PULVÉRISATIONS alcalines et antiseptiques ont bien peu d'efficacité.

Seuls, les PANSEMENTS LOCAUX, faits par le médecin avec le porte-ouate, agissent comme modificateurs : on peut employer le chlorure de zinc à 1/20, mais c'est surtout le nitrate d'argent à 1/20 qui est le véritable topique de toutes les laryngites chroniques. Contre les formes hypertrophiques : les excisions à la curette ou mieux à la pince seront parfois nécessaires. Ce traitement sera complété bien souvent par une saison hydrominérale (Mont-Dore, Cauterets).

(1) Nous avons observé un cas très curieux qui ressemblait à s'y méprendre à du cancer et qui n'était que de la laryngite hypertrophique.

RÉTRÉCISSEMENTS DU LARYNX

Etiologie. — Les rétrécissements du larynx peuvent être *congénitaux* sous forme de ponts membraneux, de *palmures* unissant les cordes vocales à leur portion antérieure en particulier.

Mais le plus souvent ils sont *acquis* ; ils sont dus soit à des *cicatrices* d'ulcérations, soit à des inflammations sous-muqueuses et périchondriques.

La *syphilis* est la principale cause des laryngo-sténoses; les ulcérations tertiaires donnant lieu à des brides cicatricielles rétractiles.

La *tuberculose*, lorsque les lésions rétrocèdent, peut amener des rétrécissements laryngés par cicatrices fibreuses d'ulcération ou d'infiltration.

Les *fièvres éruptives*, et surtout la *fièvre typhoïde*, par les ulcérations morbides auxquelles elles donnent lieu, fournissent leur contingent aux sténoses laryngées et de même les traumatismes, plaies, brûlures, fractures. Dans un autre ordre d'idées, le tubage fait brutalement, ou par une main inexercée ou après la trachéotomie intercrico-thyroïdienne, la présence d'une canule dans la région sous-glottique qui irrite et enflamme la muqueuse avoisinante, ou encore les opérations laryngées faites par voie externe (thyrotomie, résection du thyroïde) amènent souvent des rétractions cicatricielles dans le larynx.

Symptômes. — Les symptômes sont toujours les mêmes.

C'est au début de la *dyspnée*, de la dysphonie intermittente, ne se manifestant qu'à l'occasion d'un effort, d'une ascension.

La dyspnée va progressivement croissant, s'accompagnant bientôt de cornage et de tirage.

Des accès de suffocation plus ou moins rapprochés troublent cette évolution.

Pronostic. — Le pronostic est souvent grave ; il dépend de l'étendue du rétrécissement, de sa forme et de son ancienneté.

Traitement. — Le traitement a essentiellement pour but la *dilatation* des portions rétrécies, que l'on s'efforce de rendre permanente.

On se servira des *bougies de Schrötter* (fig. 63) qui, graduées en série, seront passées sous cocaïne dans le larynx.

Les brides cicatricielles seront sectionnées par des bistouris spéciaux poussés à l'intérieur du larynx.

Fig. 63. — Dilatateur laryngien de Schrötter.

Des points électrolytiques seront utilement employés dans certaines formes.

Mais dans les cas étendus, on a affaire à une affection qui se développe et qui s'accroît malgré tous les efforts et condamne le malade à la canule à perpétuité.

Dans ces derniers temps, Sargnon a eu le grand mérite d'acclimater en France une opération que nous décrirons plus loin : *la laryngostomie* qui, à force de patience, ramène le calibre du larynx à un état voisin de la normale (Voy. plus loin) (1).

SYPHILIS LARYNGÉE

Les manifestations syphilitiques du côté du larynx sont moins fréquentes que toutes les autres lésions spécifiques de cet organe : tuberculose, cancer. Elles figure-

(1) Dans ces derniers temps nous avons obtenu des résultats appréciables par l'*électrolyse circulaire*. Le décanulement a été possible chez un rétréci cicatriciel du larynx.

raient environ dans 3 p. 100 des affections du larynx, d'après Morell-Mackensie.

SYPHILIS PRIMITIVE. — Exceptionnelle à la période primitive (chancre), elle est rare à la période secondaire (plaque muqueuse, érythème vermillon). Mais c'est à la période tertiaire qu'on l'observe principalement (gomme).

On a relaté quelques cas de chancre de l'épiglotte : le diagnostic *syphilis laryngée primaire* en est toujours très difficile : elle se présente sous forme d'une ulcération surélevée ; c'est par la coexistence de ganglions *siégeant sur les bords de l'épiglotte* dans la région sous-maxillaire et surtout par l'apparition de la roséole que l'on établira le diagnostic.

SYPHILIS SECONDAIRE. — L'appel vers le larynx des lésions secondaires reconnaît pour cause, en dehors de la syphilis elle-même, les excès de tabac, d'alcool, l'abus de la parole.

Symptômes fonctionnels. — Les troubles que l'on observe portent surtout du côté de la voix: les accidents secondaires étant peu ou pas douloureux. La *voix* devient rauque et prend un timbre spécial (*raucédo syphilica*). La voix peut être *éteinte* dans certains cas particuliers lorsque, comme nous allons le voir, il y a paralysie des muscles ou plaques muqueuses sur les cordes vocales.

Symptômes physiques. — Le laryngoscope révèle des lésions de divers aspects : 1º Ce peut être simplement une sorte de rougeur toute spéciale que nous avons déjà (Voy. tome 1) rencontrée au niveau de la pituitaire : l'ÉRYTHÈME VERMILLON. Particulièrement marquée au niveau des corde vocales, cette altération est tout à fait caractéristique.

2º PLAQUES MUQUEUSES. — Elles se voient sous forme de lésions isolées, grisâtres, saillantes, reposant sur une muqueuse rouge, siégeant sur le bord des cordes vocales, les bandes ventriculaires, l'épiglotte, les replis glosso et aryténo-épiglottiques. Sur les cordes vocales, elles ont parfois l'aspect de véritables ulcérations ou érosions superficielles, entourées d'un liséré rouge, sorte d'ulcérations en coup d'ongle.

3° Lésions œdémateuses. — La muqueuse qui supporte ces lésions réagit pour son propre compte et il n'est pas rare de la voir s'œdématier et amener des phénomènes de suffocation à forme grave. L'œdème envahit principalement les replis aryténo-épiglottiques. Il survient surtout chez les malades qui irritent leurs lésions par l'abus de la voix, de l'alcool et du tabac et il peut amener les plus graves conséquences (*œdème aigu du larynx*).

4° Paralysie. — La paralysie d'une corde est parfois observée ; elle est difficile à expliquer en dehors de toute compression récurrentielle et semble due, la plupart du temps, à l'adénopathie de la période secondaire qui amène des troubles de la motilité par compression nerveuse.

SYPHILIS TERTIAIRE. — Il est une notion dont il faut bien se pénétrer en matière de syphilis, c'est que les accidents tertiaires du larynx sont généralement très tardifs; ils surviennnent dix, quinze, vingt ans et plus après l'accident primitif.

Les manifestations constatées au laryngoscope sont : la gomme, l'ulcération, les lésions de voisinage (périchondrites) et les paralysies.

Gomme. — La gomme qui se présente ici comme dans toute la gorge sous forme d'une tumeur lisse, rouge, circonscrite (fig. 64), siège principalement et par ordre de fréquence décroissante sur les bandes ventriculaires, l'épiglotte, le tiers antérieur des cordes vocales. Elle immobilise la région sur laquelle elle s'insère, mais jamais complètement.

Tôt ou tard elle ne tarde pas à s'ulcérer.

Ulcération. — L'ulcération qui en résulte présente tous les caractères de l'ulcération syphilitique avec ses bords décollés taillés à pic, son fond bourbillonneux. Elle est toujours profonde. Elle gagne ainsi les tissus sous-jacents, nécrose les cartilages, amène des fusées purulentes ; en surface, elle s'étend plus ou moins loin, détruit de grandes étendues de la muqueuse dont les débris flottent à l'intérieur du larynx et peuvent gêner la respiration, amenant une asphyxie rapide si l'on n'intervient pas à temps. L'épiglotte est découpée, ses bords sont taillés par des ulcérations à l'emporte-pièce; elle peut être presque complètement détruite. La syphilis tertiaire aime l'épiglotte.

Fig. 64. — Gomme laryngée.

Dans quelques cas, les cartilages sont envahis primitivement (périchondrite primitive); l'ulcération est alors secondaire et la charpente du larynx sérieusement atteinte ne tarde pas à se nécroser et à s'éliminer sous forme de séquestres.

Paralysies. — On observe des paralysies à type récurrentiel dont la pathogénie est obscure; on admet généralement qu'elles sont dues à des compressions récurrentielles, ou à des névrites périphériques.

Symptômes fonctionnels. — La voix présente les mêmes altérations qu'à la période secondaire.

Les troubles *respiratoires* peuvent être très marqués ; la dyspnée est souvent intense dans le cas d'ulcération avec œdème.

L'*expectoration*, lorsqu'il y a ulcération, est muco-purulente, fétide, et peut renfermer des débris de cartilage nécrosé.

La *douleur* spontanée ou à la pression est nulle ou presque, quelle que soit la lésion; la syphilis est en effet indolore. Il y a peu de dysphagie, sauf cependant quand l'ulcération occupe l'épiglotte ou la région des aryténoïdes, où alors, par suite de l'inflammation concomitante, la difficulté à avaler est très accentuée.

Marche. Durée. Terminaison. — Les lésions de la syphilis laryngée évoluent lentement.

L'érythème vermillon, les plaques muqueuses mettent plusieurs mois à disparaître.

Les lésions tertiaires sont d'évolution plus lente encore.

Mais cette durée est très abrégée par le traitement spécifique, d'autant plus efficace qu'il est institué de façon précoce.

Si l'on a attendu la période d'ulcération et de nécrose cartilagineuse, la guérison est beaucoup plus lente et plus difficile à obtenir.

Terminaison. Complications. — A la deuxième période, les accidents guérissent complètement sans laisser de traces de leur passage dans le larynx.

A la troisième, si le traitement est institué suffisamment tôt, la *gomme* disparaît complètement.

Mais si elle a eu le temps de s'ulcérer, d'atteindre de grandes étendues dans la muqueuse ou dans la profondeur du cartilage lui-même, il en résulte des *pertes de substance* plus ou moins profondes, des *cicatrices vicieuses*.

Il peut exister des soudures entre les cordes vocales, des brides cicatricielles qui immobilisent l'un ou les deux aryténoïdes et qui rétrécissent d'autant la lumière du larynx. Il peut en résulter des sténoses cicatricielles (*laryngo-sténoses*), avec des accès de suffocation parfois très graves.

Diagnostic. — Le diagnostic du *chancre* est toujours difficile et n'est guère établi que par les signes concomitants, *roséole*, etc.

A la **période secondaire** la rougeur vermillon laryngée,

avec sa coloration toute spéciale, est facile à reconnaître.

A la **période tertiaire**, la gomme a comme caractère d'être lisse, rouge, peu douloureuse; elle a un siège tout à fait antérieur (épiglotte, bandes ventriculaires). Elle ne ressemble pas du tout à la tumeur à surface irrégulière du cancer qui immobilise la corde vocale sur laquelle il prend naissance.

La tuberculose du larynx a des caractères également particuliers que nous énumérerons à propos de cette affection : le diagnostic des deux maladies est souvent très difficile. Les ulcérations sont pâles et peu profondes dans la tuberculose.

Pronostic. — Il est grave, comme on le voit, et surtout à la période tertiaire, la syphilis expose les malades à la destruction des cartilages, à la perte de la voix. Elle détermine parfois un effondrement du larynx et des sténoses cicatricielles qui condamnent le malade à l'asphyxie ou au port d'une canule dont il ne pourra jamais se débarrasser.

Traitement. — Le traitement local s'efface devant l'importance du traitement général.

Traitement général. — Le traitement sera *mixte* : à la fois ioduré et mercuriel.

L'IODURE sera donné à la dose de 3 à 4 grammes par jour et le MERCURE soit sous forme de frictions mercurielles, soit sous forme d'injections d'huile grise. Toutefois il ne faut pas oublier que l'iodure donne parfois de la congestion des muqueuses et il est tout à fait contre-indiqué de l'administrer lorsqu'il existe de la difficulté à respirer par œdème de la glotte. Il conviendra d'agir alors uniquement par le mercure. On peut voir, sous l'influence de la médication mercurielle, les lésions tomber, rétrogresser, la respiration redevenir plus libre et tout danger de sténose définitivement écarté.

Le traitement méthodiquement institué guérit des lésions souvent étendues. Le mercure pare quelquefois à des lésions d'œdème aigu sténosant qui semblaient de prime abord justiciables de la trachéotomie : *Essayez toujours une piqûre d'huile grise* avant de recourir à cette opération qui, dans la syphilis, doit être faite comme pis aller, le plus tardivement possible, car elle condamne le malade au port de la canule pour toujours ; il sera presque toujours impossible dans la suite de le décanuler.

Traitement local. — Il sera surtout hygiénique : suppression de toute cause d'irritation, de tabac, d'alcool. Repos de la voix. On pratiquera à la période secondaire quelques attouchements au nitrate d'argent à 1/30, et à la période tertiaire on pourra déterger les ulérations gommeuses avec du chlorure de zinc à 1/20. Contre les rétrécissements consécutifs, on essaiera de la dilatation avec des bougies de Schrötter. Le tubage et la trachéotomie seront indispensables dans certains cas de laryngosténoses.

TUBERCULOSE DU LARYNX

Dans l'étude de la tuberculose du larynx on doit distinguer une forme primitive et une forme secondaire.

La forme *primitive*, niée longtemps, est admise aujourd'hui sans discussion, elle peut rester pendant plus ou moins longtemps comme seule manifestation de la tuberculose, précédant les manifestations pulmonaires.

La forme *secondaire*, la plus fréquente, apparaît au décours ou à la suite de l'affection pulmonaire. Il n'y a du reste aucun lien chronologique entre les lésions du poumon et celles du larynx, celles-ci pouvant être très avancées, alors que l'on observe parfois des lésions pulmonaires insignifiantes et réciproquement.

Suivant l'évolution de l'affection, on distingue une *forme chronique* vulgaire qui est la plus fréquente et celle que nous décrirons comme type dans ce chapitre et une forme *aiguë*, que l'on désigne encore sous le nom de *tuberculose miliaire aiguë* du larynx. Un type à part, de forme atténuée, est constitué par le *lupus du larynx.*

Étiologie. — Causes déterminantes. — Comme cause déterminante de la localisation des lésions tuberculeuses du côté du larynx, il faut noter, comme dans l'étiologie de toutes les laryngites, les excès de la voix, parlée, chantée, ou criée ; les mauvaises habitudes hygiéniques, les excès de tabac, d'alcool, le séjour dans une atmosphère remplie de fumées ou de poussières irritantes, les affections laryngées antérieures : les poussées de laryngite aiguë répétées et surtout les laryngopathies *syphilitiques* qui sont souvent un point d'appel pour les *formes hybrides* de la tuberculose laryngée.

Causes prédisposantes. — C'est une affection de l'âge adulte, rare chez l'enfant, particulièrement fréquente entre vingt-cinq et trente-cinq ans ; c'est surtout chez l'homme, qui observe moins des habitudes hygiéniques, que la maladie se rencontre. Quant à la prédisposition héréditaire, elle n'a rien ici de bien spécial.

La laryngite tuberculeuse est une affection éminemment contagieuse et, en particulier, le laryngologiste ne saurait prendre trop de précautions pour s'en préserver.

Pathogénie. — Comment le bacille tuberculeux se localise-t-il dans le larynx ?

La *contagion directe* est le mode le plus anciennement décrit, celui qu'invoquaient les anciens observateurs (Louis). Ce sont des sécrétions pulmonaires qui stagnent sur la muqueuse laryngée et y portent la greffe de cette affection, ce sont les germes venus de l'air extérieur qui s'arrêtent dans les replis de ces premières voies aériennes, particulièrement *vulnérables.*

Mais il est un autre mode de contagion et il est admis aujourd'hui que le larynx peut être infecté par l'intermédiaire du *courant sanguin et lymphatique,* amenant à la muqueuse des colonies de bacilles.

Il est assez difficile, on le conçoit, de déterminer dans quel cas on est en présence d'un mode de contagion, plutôt que d'un autre, et souvent l'infection doit être complexe.

Symptomatologie. — Il est classique de décrire à la tuberculose laryngée trois périodes, suivant l'évolution des lésions.

Une période de début congestive.

Une période d'état où les lésions principales sont constituées par de l'infiltration et des ulcérations.

Et une période terminale avec nécrose, œdème, abcédation (qui est du reste rarement atteinte).

1re Période (Période de laryngite aiguë congestive). — Les *signes fonctionnels* qui amènent le malade à votre consultation sont une sorte de toux sèche, gênante, répétée, se produisant par quintes plus fréquentes la nuit; c'est quelquefois de la douleur provoquée par la déglutition, ou bien un enrouement. La douleur spontanée est généralement nulle au début, le sujet perçoit simplement une sorte de prurit ou de chatouillement au niveau du larynx.

Si l'on examine un pareil malade au laryngoscope, on voit des signes de laryngite subaiguë vulgaire, sans grands caractères spéciaux. Toutefois, on constate que la rougeur est surtout localisée, soit dans la région aryténoïdienne, soit sur une des cordes vocales (mono-cordite) et qu'elle tranche nettement sur la *pâleur des régions avoisinantes*, pâleur qui, comme nous le verrons, est caractéristique bien souvent de la tuberculose pharyngolaryngée.

On peut considérer cet aspect comme tout à fait caractéristique de la tuberculose au début; à cette période aussi on peut constater une sorte d'état spécial de la muqueuse d'épaississement inter-aryténoïdien, auquel Isambert donna le premier le nom d'*aspect velvétique* de la muqueuse laryngée. Comme on le voit, les lésions de la période de début ont bien peu de caractères spéciaux, c'est à la seconde période qu'apparaissent les lésions beaucoup plus caractéristiques.

2e Période. — *Symptômes fonctionnels.* — Ils augmentent d'intensité, la voix se voile, mais il est commun de voir des lésions très étendues amener des altérations insignifiantes de la voix et réciproquement, la toux est quinteuse, éructante, parfois hémétisante, la douleur est plus vive, elle est d'autant plus marquée que les ulcérations atteignent la région aryténoïdienne postérieure ou l'épiglotte ; la dysphagie est intense, se produisant à l'occasion de la déglutition des aliments solides et liquides ou même à vide. Les sensations douloureuses se propagent vers les oreilles, s'accompagnant de lancements douloureux qui peuvent faire penser à une affection de l'oreille proprement dite ; ces douleurs sont dues à l'irritation à la surface des ulcérations ou à des névrites des nerfs laryngés.

La respiration peut être gênée par suite de l'immobilisation des cordes vocales des articulations crico-aryténoïdiennes par l'immobilisation d'une corde vocale paralysée ou par la présence de végétations qui bouchent plus ou moins le larynx.

L'expectoration n'a pas grands caractères ; elle se mêle avec l'expectoration pulmonaire.

Signes physiques. — Trois ordres de lésions s'observent à cette période : l'infiltration, l'ulcération et la végétation.

L'infiltration bacillaire siège sur la région des aryténoïdes qui semblent œdématiés, augmentés de volume, boursouflés, de coloration rougeâtre ; elle peut être également localisée sur l'épiglotte (fig. 65) ; celle-ci présentera un aspect induré, ressemblant à un museau de tanche ; il est commun de voir l'infiltration gagner une ou les deux cordes vocales qui sont alors rouges, tuméfiées et granuleuses.

Les ulcérations tuberculeuses présentent des caractères tout à fait spéciaux ; elles siègent dans la région aryténoïdienne, sur les cordes vocales, vers l'épiglotte; elles sont très superficielles ; leurs bords sont découpés, dentelés; elles sont souvent disséminées dans toute la muqueuse laryngée, sans ligne de démarcation bien nette.

Lorsqu'elles siègent au niveau des cordes vocales, celles-ci prennent un aspect dentelé et sératique. La muqueuse qui avoisine les ulcérations est généralement recouverte de mucosités plus ou moins épaisses.

A côté de ces lésions, on peut voir se développer des *végétations* dont la présence exclusive a fait admettre par certains auteurs une

Fig. 65. — Infiltration tuberculeuse.

forme végétante de la tuberculose laryngée. Il n'est pas rare de trouver des tumeurs verruqueuses, acuminées à leur *sommet*, faisant saillie dans la *lumière* laryngée et prenant naissance dans la région inter-aryténoïdienne ; elles peuvent ressembler à de simples granulations, ou être comparées à de véritables végétations.

Ces masses végétantes peuvent naître de la région ventriculaire des cordes vocales ; elles ressemblent alors parfois à de véritables polypes, mais la muqueuse qui les supporte n'est pas saine et elles se reproduisent aussitôt leur extirpation.

Des *paralysies* des cordes peuvent s'observer aussi bien à la phase secondaire qu'au début de la tuberculose laryngée ; elles atteignent généralement une des deux cordes vocales et sont dues soit à des lésions périphériques des nerfs, soit à des compressions par des ganglions de l'un des récurrents.

3ᵉ période (Période de périchondrite et de nécrose). — Arrivées à ce stade, les ulcérations s'étendent en profondeur, envahissent les articulations, déterminant des abcès chondraux. Tout l'intérieur du larynx est définitivement détruit, il peut se faire autour de cet organe des fusées purulentes ; des portions de cartilages sont expulsées pendant la toux, de l'œdème très étendu peut l'obstruer complètement, amenant une asphyxie rapide. A cette période, la voix a complètement disparu ; elle est, dit-on, *soufflée*, c'est-à-dire que le malade semble parler à travers un larynx complètement évidé ; la douleur est atroce, la déglutition impossible, le malade meurt épuisé dans les plus vives souffrances.

Marche. Durée. Pronostic. — La marche de la phtisie est, on le conçoit, très variable ; elle est soumise, si elle est secondaire, à l'état du poumon ; l'évolution en sera rapide lorsqu'elle survient comme complication à une période avancée de la tuberculose pulmonaire. Elle semble évoluer d'autant plus vite que le sujet est plus jeune ; chez les enfants, elle est particulièrement rapide.

Les formes primitives ont une évolution lente.

La mort est souvent la conséquence de l'infection, elle se produit, soit par le fait de la cachexie qui résulte du défaut d'alimentation des malades, par la dysphagie et l'inanition ; ou bien, par asphyxie et œdème de la glotte ; d'autres fois aussi, elle survient simplement du fait de la progression des lésions pulmonaires et laryngées.

Le pronostic est, comme on le voit, particulièrement grave, mais il est une notion que tout praticien doit avoir bien présente à l'esprit, c'est *celle de la curabilité de la phtisie laryngée.*

L'examen de l'état général, joint à celui de l'état local, nous permet bien souvent d'établir cette notion de curabilité de la tuberculose. Lorsque l'état général est bon, en particulier, dans les cas de tuberculose laryngée primitive et aussi lorsque les lésions ne sont pas très étendues, on peut promettre au malade une guérison définitive. Nous suivons, pour notre part, depuis plus de cinq ans, trois malades guéris de lésions bacillaires laryngées évidentes. Ces faits sont évidemment l'exception, mais ils nous dictent une conduite au point de vue thérapeutique qui doit être soumise à des règles bien précises. Il faut donc tenir grand compte de l'état général du malade ; ce n'est que dans le cas de lésions pulmonaires minimes ou nulles, d'état général satisfaisant, de lésions laryngées bien limitées, que l'on sera en droit d'entreprendre et de promettre la cure radicale de la phtisie laryngée.

Diagnostic. — Le diagnostic est plus ou moins difficile, suivant la période à laquelle on observe le malade.

C'est particulièrement à la période de début que le diagnostic est malaisé ; on se méfiera de ces laryngites à retours fréquents, s'accompagnant d'enrouements, de toux quinteuses fréquentes et caractérisées au laryngoscope par une sorte de rougeur et de tuméfaction localisées à la région aryténoïdienne ou sur l'une des cordes vocales. La pâleur des régions avoisinantes, replis et muqueuse pharyngée, sont des signes de présomption.

On voit donc que la laryngite tuberculeuse au début présente une série de caractères qui permettent de la distinguer de la *laryngite chronique simple*, qui s'accompagne, elle, de rougeur généralisée à tout le larynx. La *syphilis* peut bien déterminer une sorte de rougeur de la muqueuse, mais sa teinte est, ainsi que nous l'avons vu, tout à fait typique (rougeur vermillon).

A la deuxième période, il convient de faire le diagnostic

des différentes lésions que nous avons décrites ; l'infiltration laryngée, toujours localisée aux aryténoïdes ou à
l'épiglotte, ne se retrouve dans aucune autre affection,
elle est distincte de par son aspect et sa localisation
de la pachydermie des *laryngites chroniques simples*,
des œdèmes *brightiques* ou inflammatoires simples.

L'ulcération ne ressemble à aucune autre dans le
larynx, elle a comme caractère d'être superficielle, de
présenter des bords dentelés et d'avoir une localisation
presque toujours postérieure ; les lésions ulcératives sont,
en outre, généralement multiples. Dans la *syphilis*, au
contraire, les ulcérations sont profondes, taillées à pic, les
bords sont rouges, ainsi que la muqueuse avoisinante ; on
a dit que la syphilis *mord*, tandis que la tuberculose *ronge*.

Il faut savoir cependant qu'il existe des *formes hybrides*
et qu'on peut voir des manifestations de ces deux infections se combiner ; on retrouve alors les caractères des
deux maladies, sans pouvoir nettement les distinguer
l'une de l'autre.

L'ulcération *cancéreuse*, ainsi que nous le verrons, est
unique, s'accompagne d'immobilisation de la région où
elle se développe, présente des bords végétants, ulcéreux,
saignants et très douloureux, bien plus que les ulcérations tuberculeuses.

Les végétations tuberculeuses présentent un aspect
tout à fait particulier, de coloration pâle, elles sont plus
ou moins pédiculisées, elles sont multiples, de surface
irrégulière, baignant souvent dans le pus et reposant sur
une muqueuse altérée, ulcérée plus ou moins ; ce sont là
autant de caractères qui permettront de les différencier
des *papillomes du larynx* et des autres tumeurs à évolution bénigne.

Traitement. — **Indications**. — Le traitement de la
tuberculose laryngée doit être à la fois général et local,
il est hors de doute aujourd'hui que le traitement général

doit avoir, dans les formes secondaires, la plus large place et même dans les formes graves il devra être uniquement institué, le traitement local n'étant plus ici qu'un simple palliatif.

Lorsque les lésions pulmonaires sont peu marquées, le traitement local pourra être très actif et, en particulier, dans la forme supposée primitive, amener rapidement la guérison du malade.

Traitement général. — Le traitement général a pour but de fortifier le terrain qui permettra au sujet de lutter contre l'invasion locale, il faudra faire faire au malade des cures de repos, de régime, de soleil, exiger le séjour à la campagne.

Le traitement sera également *prophylactique*, en ordonnant chez un tuberculeux pulmonaire, au début, de garder le repos vocal, de lui défendre l'usage du tabac et de l'alcool.

Ce n'est que lorsque l'état général sera satisfaisant que l'on sera en droit d'entreprendre un traitement local actif, sinon il ne pourra être que palliatif.

Traitement local. — Le traitement local est variable suivant la période à laquelle on observe le malade.

1° A LA PREMIÈRE PÉRIODE, il devra être surtout hygiénique, il faut soustraire le malade à tout ce qui peut lui nuire, à tout ce qui peut irriter son larynx; on lui ordonnera le repos absolu de la voix, on lui prescrira des inhalations avec des principes volatiles, par exemple :

Teinture d'eucalyptus .... · · ⎫ 10 grammes.
Teinture de benjoin............. ⎰
Alcool à 80°..................... 50   —
Eau de laurier-cerise............ 200   —

Mettre une cuillerée à soupe de ce mélange dans un bol d'eau bouillante, *en inhalations* à faire trois fois par jour.

Ces inhalations sont décongestionnantes et calmantes, on pourra prescrire également, si elles sont bien tolérées et si elles ne produisent pas de nausées, des *pulvérisations* avec le pulvérisateur à chaudière, pulvérisations chaudes

Fig. 66. — Curettes pour tumeurs
laryngiennes de Luc.

et alcalines avec du ben-
zoate de soude, résorcine,
eau distillée; mais, en général, à la première période,
il faut se dispenser de traitement très actif.

2° A LA SECONDE PÉ-
RIODE, il y a trois ordres
de lésions à soigner : l'ulcération, la végétation et l'infiltration.
Contre l'ulcération, on prescrira au
malade des calmants et des désinfec-
tants ; la meilleure façon pour les administrer sera de lui faire faire des pulvérisations devant le petit pulvérisateur
à chaudière, en lui recommandant de se
bien tirer la langue et en mettant dans
ce pulvérisateur une solution phéniquée
qui agira à la fois comme désinfectant
cicatrisant et calmant de la douleur ; une bonne formule
est la suivante :

Acide phénique	2	grammes.
Résorcine......................	4	—
Benzoate de soude..............	6	—
Eau distillée...................	200	—

Le médecin pourra faire également des pansements après anesthésie locale, pansements cicatrisants, en se servant soit, lorsqu'il y a infection consécutive à l'ulcération, de solution phéniquée dans l'huile à 1 p. 20. Ruault recommande l'usage du phénol sulforiciné à 1 p. 5.

Mais, le véritable cicatrisant des lésions tuberculeuses c'est l'*acide lactique,* que l'on emploiera après cocaïnisation préalable, car son emploi est toujours douloureux et peut déterminer des spasmes de la glotte. Les pansements seront renouvelés tous les trois ou quatre jours.

Fig. 67. — Pince à morcellement de l'épiglotte.

Contre les végétations, il n'y a point d'autre traitement que le traitement chirurgical, lorsque l'état général le permet, l'ablation à la pince-curette (fig. 67) ou à la curette (fig. 66) de toutes les végétations doit être effectuée.

Elle laisse, une fois l'opération terminée, à leur emplacement des ulcérations qu'il est toujours facile de cicatriser par l'emploi de l'acide lactique. On obtiendra les meilleurs résultats de ces deux traitements combinés.

Contre l'infiltration, nous sommes généralement désarmés. Les galvano-cautérisations, les pointes de feu profondes dans l'épaisseur de la muqueuse aryténoïdienne sont indiquées pour détruire à la fois et l'infiltration et les reliquats que la pince et l'acide lactique n'auront pas pu atteindre (Luc).

3° A LA PHASE TERMINALE, le traitement ne sera plus guère que *palliatif* ; il s'agira de calmer la dysphagie et les douleurs atroces, de soulager les derniers moments d'un malade irrémédiablement perdu. On aura recours aux pulvérisations calmantes, suivant la formule :

Chlorhydrate de cocaïne....	0 gramme, 50
Chlorhydrate de morphine........ .	1 —
Antipyrine.......................	2 —
Benzoate de soude............... ..	4 —
Eau distillée.................... .	100 grammes

En pulvérisations de dix minutes, deux ou trois fois par jour.

On pourra insuffler des poudres dans le larynx, à l'aide de lance-poudres, ou le malade pourra agir lui-même en se servant du tube de Dubois ; il pourra se servir d'une poudre ainsi formulée :

Orthoforme	5 grammes
Chlorhydrate de cocaïne...........	0gr,20
Sucre de lait.........	20 grammes

On insufflera cette poudre de préférence avant le repas pour calmer un peu les douleurs de la déglutition.

En terminant, nous voudrions dire quelques mots de l'utilité de la TRACHÉOTOMIE DANS LA TUBERCULOSE LARYNGÉE, indépendamment des cas où elle s'impose, lorsqu'il y a menace d'asphyxie, en présence d'un malade atteint de laryngite tuberculeuse, surtout lorsque les lésions ont une évolution plutôt intralaryngée, et en outre lorsque l'état général est bon, il ne faut pas craindre de tenter cette opération de façon même précoce. En isolant le larynx, en le mettant à part et en dehors de toute irritation, la trachéotomie permet d'arriver à la cure radicale des lésions intralaryngées ; elle devrait,

selon nous, être faite beaucoup plus souvent et surtout
lorsqu'il y a peu de lésions pulmonaires. Elle supprime
en tous cas les douleurs de la période terminale ; grâce
à elle, la dysphagie disparaît presque complètement.
Nous avons observé de nombreux tuberculeux trachéotomisés qui ont eu, après l'opération, un soulagement et
une survie tout à fait inespérée.

Ce qu'il ne faut pas faire. — Il faut que le médecin
ait beaucoup de doigté dans les prescriptions du traitement de la tuberculose laryngée, sinon, il s'expose à
nuire à son malade; c'est ainsi, qu'en règle absolue il ne
faut entreprendre de traitement local actif que lorsqu'il
n'y a pas de fièvre et que *l'état général est satisfaisant*; il
ne faut, en tous cas, à aucun moment, sauf peut-être dans
les cas très rares de laryngite primitive, faire passer le
traitement local avant le traitement général.

N'envoyez pas vos malades, sous prétexte de cure d'air,
au bord de la mer, le climat maritime donne des poussées
congestives du côté du larynx; il en est de même des
stations sulfureuses et, en particulier, des eaux sulfureuses
en boisson, qui, pour les phtisiques, sont très dangereuses.
Il convient aussi de ne point faire faire au malade, sous
prétexte d'exercice, des efforts de la voix; il doit, au
contraire, laisser son larynx absolument au repos.

Formes de la tuberculose laryngée.

TUBERCULOSE MILIAIRE AIGUE. — Il s'agit
ici plutôt d'une tuberculose pharyngée à extension laryngée
bien plus que d'une localisation spéciale dans le larynx;
elle est caractérisée par des granulations qui envahissent
tout le pharyngo-larynx et principalement l'épiglotte,
laissant après elles des ulcérations plus ou moins confluentes,
à bords déchiquetés irréguliers. Souvent très étendues,
elles donnent au malade des douleurs très vives. Il y

a toujours dans tous les cas, un état général très mauvais, et la marche de la tuberculose miliaire aiguë est toujours très rapide, amenant la généralisation et la cachexie à brève échéance; il s'agit donc d'une forme à pronostic particulièrement grave. Le traitement, dans ce cas, doit être, on le conçoit, uniquement palliatif.

LUPUS DU LARYNX. — Il s'agit, dans le lupus du larynx, d'une forme atténuée et particulière de tuberculose.

C'est le plus souvent une propagation au larynx d'un lupus pharyngé; mais sans être très fréquent, le lupus *primitif du larynx* existe.

Le début de cette affection est très insidieux; le malade n'a pas de douleurs, mais de la raucité vocale; la laryngoscopie montre une sorte de gonflement rougeâtre avec mamelons rosés par places, ayant un aspect verruqueux, de coloration rouge pâle; quelquefois, ces mamelons s'ulcèrent et amènent des cavités bourgeonnantes profondes, les lésions lupiques partent généralement de l'épiglotte, suivent les replis aryténo-épiglottiques et atteignent la région aryténoïdienne; ces lésions se guérissent par transformation fibreuse pouvant amener des sténoses du larynx; d'autres fois, au contraire, elles gagnent en profondeur, amenant des périchondrites.

En tous cas, la marche de cette affection est très longue, rarement on observe de généralisation à sa suite.

Le traitement local consiste en pulvérisations analogues à celles que nous avons indiquées pour la tuberculose, en attouchements à l'acide lactique ou chlorure de zinc et même en scarifications ou curettage des végétations lupiques; enfin, des pointes de feu profondes amènent la résolution des productions exubérantes.

TUMEURS DU LARYNX

Les tumeurs du larynx doivent être distinguées en tumeurs bénignes et en tumeurs malignes.

Tumeurs bénignes.

Les tumeurs bénignes du larynx sont généralement connues sous le nom de *polypes du larynx.*

Étiologie. — Ces tumeurs du larynx sont beaucoup plus fréquentes chez l'homme que chez la femme, dans la proportion de 1 p. 3.

C'est une maladie de l'âge adulte. Toutes les causes de laryngite chronique favorisent la production des polypes ; ce sont les poussées de laryngite aiguë, le malmenage et le surmenage de la voix, les excès de tabac et d'alcool.

Symptômes. — Signes fonctionnels. — On distingue parmi les tumeurs bénignes du larynx, suivant leur nature, plusieurs groupes, mais toutes *donnent lieu à des signes fonctionnels à peu près pareils.*

Si la tumeur occupe l'une des deux cordes vocales, fait, du reste, le plus fréquent, les *altérations de la voix* sont celles qui frappent en premier lieu, à la fois le malade et le médecin. Ces troubles vocaux sont variables : c'est souvent d'abord simplement de la fatigue vocale, puis de l'enrouement, de la dysphonie, il y a *des faux pas* dans la voix. La voix peut s'éteindre brusquement et reparaître quelques secondes après : le polype est venu s'insinuer entre les cordes vocales, empêchant l'émission des sons ; ce signe est tout à fait caractéristique et, lorsqu'il existe, il fait diagnostiquer, *à priori*, l'existence d'un polype. L'aphonie peut devenir complète. Chez quelques malades, la voix est nettement *bitonale* et le malade, pendant l'émission de la voix, fait entendre deux sons distincts. Il est évident que tous ces troubles n'existent que si le polype siège sur les cordes vocales.

La *toux* est rare et, lorsqu'elle existe, elle ne présente rien de caractéristique, elle est due plutôt à la laryngite concomitante.

Dyspnée. — La dyspnée, peu marquée pendant longtemps, n'existe que si la tumeur obstrue l'orifice glottique, mais elle est accrue également par la congestion et l'œdème du larynx qui sont symptomatiques de la laryngite aiguë ou chronique.

Chez les enfants, les troubles respiratoires prennent souvent la première place, et c'est à cause d'eux surtout qu'on est appelé à intervenir.

Signes laryngoscopiques. — L'examen au miroir ou avec la spatule-tube fait constater que ces tumeurs siègent la plupart du temps au niveau des cordes vocales ; elles sont généralement uniques, sauf les papillomes qui, au contraire, sont presque toujours multiples.

Variétés. — **Papillomes.** — Ils sont particulièrement fréquents dans l'enfance. Ils siègent surtout là où les papilles sont abondantes, c'est-à-dire dans les tiers antérieurs des cordes vocales ; ils ont un aspect gris rosé, de forme arrondie, mais lorsqu'ils sont multiples, ils prennent souvent des aspects mûriformes de tumeurs plus ou moins diffuses, avec des prolongements villeux. Ils présentent une mobilité assez grande et une consistance mollasse.

Fig. 68. — Polype du larynx.

Fibromes. — Les fibromes sont ordinairement uniques, de volume variable (une graine de chènevis à un petit pois), de surface lisse, de forme arrondie, ils s'insèrent généralement directement sur la corde vocale, sans pédicules. Leur coloration grisâtre tranche peu du reste de la corde.

Kystes. — Les kystes siègent non seulement sur les cordes vocales, mais encore sur les deux faces de l'épiglotte, où ils atteignent quelquefois le volume d'une noisette. Lisses et unis à leur surface, ils ont un aspect transparent. Ils résultent généralement de l'oblitération d'une glande, leur cavité est formée aux dépens du cul-de-sac glandulaire et du canal excréteur dont l'orifice est obstrué.

Myxomes. — Les *myxomes* sont assez rares dans le larynx.

Ce sont des tumeurs molles, rosées, sessiles, d'aspect gélatiniforme, ressemblant aux polypes des fosses nasales ; c'est cet aspect tout particulier qui permet d'en faire le diagnostic *de visu.*

Les *adénomes et les lipomes* sont rares, et ceux que l'on a signalés occupent l'épiglotte.

Les *angiomes* sont également des raretés, nous en avons observé un sur le repli aryténo-épiglottique, il présentait la grosseur d'un grain de raisin, d'aspect régulier et de coloration lie de vin, sa surface était multilobée. Ils siègent généralement au pourtour ou sur l'épiglotte ; ils semblent dus, soit à des varices laryngées, soit à la rupture d'un petit vaisseau dans les tissus sous-muqueux.

On distingue encore dans le larynx des *enchondromes,* mais de façon tout à fait exceptionnelle.

Il faut savoir aussi, ainsi que Moure l'a bien mis en relief dans son excellente étude sur cette question, qu'il existe des *tumeurs mixtes* dans ces productions pathologiques, c'est ainsi que l'on rencontre des chondro-fibromes, des angio-myxomes, etc.

Marche. Durée. Pronostic. — La *marche* des tumeurs bénignes est très lente ; elles mettent souvent long-

temps avant d'atteindre un volume suffisant pour amener
des troubles. En particulier lorsqu'elle s'insère en dehors
des cordes vocales, la tumeur n'est diagnostiquée que lorsqu'elle détermine des troubles respiratoires bien nets,
c'est-à-dire quand son volume est déjà assez considérable.

La terminaison peut se faire par ouverture de la poche,
s'il s'agit d'un kyste, ou par expulsion spontanée lors
d'une quinte de toux, quand la tumeur est pédiculée.

Mais, il faut savoir que pour toutes bénignes qu'elles soient
de par leur nature, ces tumeurs peuvent, dans une région
aussi étroite que la glotte, déterminer des *phénomènes
d'asphyxie tout à fait graves.* Si l'on ajoute à cela la transformation toujours possible *de ces tumeurs bénignes en
tumeurs malignes,* la fonction vocale du larynx qui se trouve
tout à fait compromise, on voit que le *pronostic* de ces
tumeurs *peut être grave.*

Diagnostic. — Le *diagnostic du polype du larynx* est
généralement facile à faire à l'examen laryngoscopique.
Il s'agit d'une tumeur qui s'est développée sur la
corde vocale sans s'accompagner d'aucune altération de
la muqueuse avoisinante. L'examen histologique d'un
fragment enlevé dans les cas douteux permettra le
diagnostic.

Les *végétations tuberculeuses, syphilitiques* ont des
caractères spéciaux s'accompagnant de lésions tout à fait
typiques qui ne laissent aucun doute dans l'esprit.

Traitement. — **Extirpation.** — C'est évidemment
le seul traitement à appliquer aux polypes du larynx,
la chose est actuellement tout à fait jugée, l'indication
d'opérer s'impose dans tous les cas, la question est de
savoir si l'on doit opérer par voie artificielle ou par voie
naturelle.

1º VOIE NATURELLE. — La voie naturelle est évidemment préférable à tous les points de vue, elle nous donne la

satisfaction d'enlever le polype par une opération qui crée un minimum de traumatisme sur le larynx et il est indiqué d'y recourir aussi souvent qu'on peut.

On procède toujours de la façon suivante : comme instruments on se sert de pinces à formes spéciales (pinces de Ruault, pinces de Moritz-Schmidt). Les qualités essentielles d'une bonne pince laryngée sont de bien saisir et de serrer sur place sans mouvement de recul des mors. Tous les instruments qui ne présentent pas ces qualités essentielles devront être bannis de notre arsenal.

Anesthésie. — La cocaïnisation, non seulement du larynx, mais aussi de la région sous-glottique, sera exactement faite. On ne doit commencer l'intervention que lorsque l'anesthésie est tout à fait complète, après avoir essayé la sensibilité du larynx avec le porte-ouate.

Technique opératoire. — Tandis que le sujet se tire la langue, l'éclairage étant bien dirigé, le médecin inspectant, avec le miroir tenu de la main gauche, toute la cavité laryngée, prend la pince toute ouverte de la main droite et la dirige dans la cavité laryngée qu'il a sous la vue, vers le polype à enlever. Lorsqu'il est bien assuré qu'en fermant les mors de la pince, la tumeur va se trouver prise, il suffit de les faire jouer et de retirer l'instrument pour ramener la tumeur.

Soins consécutifs. — Il convient de laisser simplement le malade au repos vocal, de lui prescrire le séjour à l'appartement pendant un ou deux jours, pour éviter tout refroidissement, et la voix reprend rapidement sa tonalité normale.

L'opération, comme on le voit, peut se faire par *laryngoscopie indirecte*, mais grâce à l'usage du tube spatule, elle peut être faite également *par laryngoscopie directe*; le larynx, par cette exploration, étant pour ainsi dire, directement sous la vue. (Voy. page 163). CHEZ LES

ENFANTS en particulier, les papillomes diffus peuvent être
enlevés par la laryngoscopie directe ; l'opération a lieu
alors sous chloroforme, la tête très renversée en arrière.
Nous avons eu l'occasion d'opérer par cette dernière méthode deux enfants atteints de papillomes qui, autrefois,
auraient nécessité une intervention externe.

Ce qu'il ne faut pas faire. — L'ablation d'un polype
du larynx est une intervention facile à la condition de
respecter, point pour point, les règles que nous avons
énumérées plus haut.

Le praticien ne doit pas commencer l'opération avant
de s'être assuré que la cocaïnisation est bien complète ; il
ne négligera pas d'insensibiliser la région sous-glottique,
point de départ de réflexes, en particulier au moment où
il va serrer la tumeur. Il s'assurera aussi qu'en fermant
les mors de la pince, il prend la tumeur et pas plus
qu'elle, pour éviter toute lésion des parties avoisinantes,
tout arrachement des cordes vocales.

Il convient, lorsqu'on se trouve en présence d'un malade
à opérer, si l'on prévoit que l'extraction sera difficile,
en particulier lorsqu'il y a des contractions, des nausées
sur lesquelles la cocaïnisation n'a aucune prise, de pratiquer
une sorte d'*éducation* du malade, en faisant, avant l'extraction proprement dite, plusieurs séances d'exploration et
de cocaïnisation préalables. En tout cas, il ne faut point
s'obstiner et lorsqu'on ne pense pas pouvoir extraire la
tumeur dans une première séance, il vaut mieux renvoyer
l'intervention à quelques jours plus tard.

Enfin, n'oubliez pas cette règle absolue de ne saisir dans
le larynx qu'exactement sous la vue, sinon, vous vous
exposerez aux plus graves mécomptes.

Une précaution utile avant l'intervention, consiste à
faire prendre au malade 2 à 4 grammes de bromure dans
une potion, on calme ainsi beaucoup des réflexes qui
gênent le plus les manœuvres intralaryngées.

2° Voie artificielle. — L'intervention par la voie externe présente des indications tout à fait *restreintes*, elle se pratique par *laryngotomie-thyrotomie*. Elle est indiquée seulement dans les cas de tumeurs inopérables par les voies naturelles ; ces cas sont, on le comprend, tout à fait exceptionnels (1).

Dans le cas de papillomes chez les enfants, la simple trachéotomie, suivie du port prolongé de la canule laissant l'organe au repos, peut amener la disparition des excroissances sans qu'il soit nécessaire d'intervenir directement sur le larynx.

NODULES VOCAUX. — Au nombre des tumeurs bénignes du larynx, on peut ranger *les nodules vocaux*, affection curieuse décrite pour la première fois par Turck en 1866.

Les nodules sont constitués par des sortes de petits épaississements de la corde vocale, de couleur grise blanchâtre, qui, généralement doubles et symétriques, siègent à l'union de son tiers antérieur et de son tiers moyen.

Pathogénie. — *La nature et la pathogénie* de ces nodules ont suscité de nombreux travaux. Pour expliquer leur production, la théorie généralement admise aujourd'hui est qu'ils sont constitués par des épaississements de l'épithélium, il s'agit là véritablement

Fig. 69. — Nodules vocaux (inspiration).

de *sortes de petits durillons de la corde vocale*, ils ont comme cause le surmenage et surtout le malmenage vocal.

(1) Tout dernièrement, nous avons opéré par l'autoscopie laryngée un gros polype inséré au niveau du cricoïde qui, autrefois aurait nécessité la thyrotomie.

Pour expliquer leur siège, toujours le même, au niveau du tiers antérieur, il suffit de se rendre compte que c'est en ce point principalement, un peu en avant de leur milieu, que les cordes vocales se touchent, en particulier au moment du passage de la voix de poitrine à la voix de fausset.

Symptômes. — De la difficulté à chanter, à retrouver certaines notes, en particulier dans l'aigu, de l'enrouement ensuite, ce sont là les symptômes pour lesquels le malade vient généralement nous consulter. Il peut exister aussi de la dysphonic vocale, c'est-à-dire que le sujet émet deux sons en chantant. Plus tard la voix devient enrouée et le chant tout à fait impossible; c'est donc une affection qui a souvent de la gravité car elle *atteint les professionnels de la voix*.

Fig. 70. — Nodules vocaux (Phonation).

L'examen laryngoscopique montre la présence de ces petites tumeurs généralement symétriques, acuminées et sessiles sur la muqueuse qui les supporte, elles ont la grosseur d'un grain de mil; et siègent, comme nous l'avons vu, au tiers antérieur des cordes vocales. Comme elles sont symétriques lorsque l'on fait émettre un son, elles se rapprochent et divisent véritablement la glotte en deux parties, antérieure et postérieure.

Traitement. — Le traitement doit être avant tout *hygiénique et prophylactique* en supprimant les causes qui ont donné naissance aux nodules, en laissant le malade au repos vocal, en veillant surtout à ce qu'il n'existe plus de malmenage vocal. On pourra voir, dans les cas récents, le nodule pour ainsi dire disparaître de lui-même, et pour qu'il n'y ait pas récidive, on surveillera ultérieurement la méthode que le malade emploie pour chanter.

Si, fait très rare, on est obligé d'opérer ces nodules, on peut les enlever soit avec des pinces à petits mors ou appliquer à leur surface une pointe de galvano-cautère.

Mais, dans ce cas, méfiez-vous et ne promettez pas trop au malade, car bien souvent après cette intervention, la voix ne sera que peu améliorée. C'est ici qu'il importe au médecin d'user de la plus grande prudence, car il assume en opérant les plus grandes responsabilités. Il ne devra opérer que contraint et forcé; du reste, dans la majorité des cas, le nodule disparaît par le simple traitement hygiénique.

ÉVERSION DES VENTRICULES. — Cette affection a été décrite à tort très longtemps, sous ce nom qui sert encore aujourd'hui à la désigner; il s'agit, non pas comme le titre l'indique, d'une sorte de luxation, d'un retournement de la muqueuse ventriculaire, mais uniquement d'une saillie de la muqueuse qui tapisse ces portions, il s'agit *d'une sorte de bourrelet inflammatoire de la muqueuse qui fait saillie dans la cavité du larynx* (Moure).

Elle succède à des inflammations successives du larynx. Dans les laryngites aiguës ou chroniques, elle est constituée par une sorte de tumeur du ventricule qui le remplit presque en totalité; elle peut même faire saillie au-dessus des cordes vocales ressemblant à un véritable polype.

Les signes auxquels cette affection donne lieu sont en somme ceux des tumeurs bénignes du larynx développées en dehors des cordes vocales. La voix est peu ou point altérée, il n'y a de troubles respiratoires que lorsqu'elle atteint un volume suffisant; l'examen laryngoscopique révèle au lieu et place de l'orifice ventriculaire une saillie rouge, lisse, située en dehors de la corde vocale, elle continue avec la bande ventriculaire. Si on la touche avec le porte-coton laryngé, on voit que cette tumeur est molle et en partie réductible dans la cavité du ventricule.

Étant donnés ces caractères, on se rend compte que le.

diagnostic de cette lésion sera facile dans la plupart des cas.

Traitement. — Le traitement consiste en l'extirpation de cette masse à la pince par morcellement, ou par galvano-cautérisation ; tous les autres procédés, telle la réduction proposée par différents auteurs, ne donnent pas de résultats bien durables.

LARYNGOCÈLE. — La laryngocèle est une affection rare, c'est une *tumeur gazeuse* qui se développe soit en dedans, soit en dehors du larynx à l'occasion d'un effort brusque. La laryngocèle peut donc être *extralaryngée* ou *intralaryngée.*

Lorsqu'elle est *extralaryngée* elle est constituée par une tumeur qui siège sur les côtés de la face antérieure du larynx, tumeur du volume d'un œuf et même plus, molle, sonore à la percussion qui s'exagère dans l'effort et qui peut être réduite par la pression.

Quand elle est *intralaryngée* on voit une sorte de gonflement qui se produit au moment de l'effort dans la partie supérieure de la bande ventriculaire, ressemblant à une sorte de petit ballon de baudruche, qui apparaît dès que le malade essaie d'émettre un son ; il s'agit de tumeur, de hernie de la muqueuse et des parties molles sous-jacentes, entre les pièces cartilagineuses du larynx. Dans certains cas, il semblerait qu'il y a une disposition congénitale qui permet la formation de cette tumeur, en particulier le prolongement des ventricules du larynx qui peut s'étendre jusqu'au voisinage du l'os hyoïde (Virchow).

Traitement. — On essaiera de réduire cette poche et de la maintenir réduite à l'aide d'appareils de contention improvisés, bandes, gaze ; si elle gêne réellement le malade, on pourra en pratiquer l'extirpation en l'incisant, en enlevant complètement la poche et en suturant les plans profonds au catgut et superficiellement la peau à l'aide de crins de Florence.

Tumeurs malignes. (Cancer du larynx.)

On distingue généralement les cancers du larynx en deux grandes catégories suivant leur siège : *les cancers intrinsèques* ou cavitaires qui se développent primitivement dans le larynx et *les cancers extrinsèques* qui atteignent tout ce qui entoure l'orifice supérieur du larynx, l'épiglotte, les replis aryténo-épiglottiques, glosso-épiglottiques et les bandes ventriculaires. Un certain nombre de caractères leur sont communs, mais ils se distinguent les uns des autres par des signes particuliers.

Étiologie. — **Causes prédisposantes.** — Le cancer du larynx est une affection qui se développe dans la deuxième moitié de la vie, principalement à l'âge adulte. L'hérédité joue un rôle dans son étiologie, on retrouve ici les causes déterminantes ordinaires locales, le tabac, l'alcool, etc., que nous avons incriminés à propos des diverses laryngites.

Enfin, comme nous l'avons dit, les tumeurs bénignes peuvent se transformer en tumeurs malignes.

Symptômes fonctionnels. — Les signes fonctionnels sont, on le conçoit, variables suivant que la tumeur est intra ou extralaryngée.

Les **altérations de la voix** seront précoces dans le cas de tumeur intralaryngée. C'est de l'enrouement, qui pendant très longtemps, deux, trois ans et même davantage, attire uniquement l'attention du malade, cet enrouement tenace qui amène bientôt de la raucité de la voix, lui donnant un timbre tout spécial, rude et ligné, c'est la *voix de bois* ; à une période plus avancée, l'aphonie peut être complète.

La *déglutition*, au contraire, peut être troublée très tardivement, dans le cas de cancer intralaryngé ; elle est beaucoup plus précoce lorsque le cancer s'est développé dans le larynx.

Les **douleurs**, nulles au début, sont très marquées dès que la tumeur s'ulcère, elles présentent une intensité, une unilatéralité tout à fait typiques avec irradiations du côté de l'oreille, et aussi vers la nuque, elles sont exagérées par la déglutition des liquides et des solides et même par la déglutition à vide.

Les **troubles respiratoires**, nuls au début, sont toujours très marqués à la période d'état, c'est en particulier lorsque la tumeur occupe les bandes ventriculaires qu'ils peuvent être précoces. La respiration, de par l'immobilisation de la région atteinte, prend un timbre tout particulier, une rudesse qui lui fait donner le nom de respiration *ligneuse*, le tirage ne tarde pas à s'établir et l'apnée peut devenir rapidement complète. Mais ce qu'il est plus fréquent de voir, ce sont *des accès de suffocation* qui surviennent de temps à autre, en particulier la nuit dans la position horizontale, accès de suffocation qui mettent la vie du malade en danger pendant quelques minutes et qui se calment sans laisser une grande gêne respiratoire; il faut être prévenu de ces faits pour conseiller en temps utile une intervention au malade qui vient nous consulter (trachéotomie).

Lorsque la tumeur est extralaryngée, les troubles respitoires n'apparaissent qu'à une période ultime, lorsqu'il existe une extension de l'infiltration à tous les replis de la portion supérieure du larynx ou lorsque la tumeur, par son volume, obstrue complètement l'ouverture de cette cavité.

L'*expectoration* est souvent abondante dans le cas de néoplasme *extrinsèque*, le malade rend une salive gluante, épaisse, filante qu'il a de la peine à cracher et à arracher du fond de la bouche. Elle contient quelquefois de petits filets de sang et c'est là un caractère qui indique presque à coup sûr la malignité de la tumeur en question. A une période plus avancée, cette expectoration devient muco-purulente, renferme même des débris de tumeur sphacélés, et peut déterminer des hémorragies souvent abondantes et même mortelles.

Signes physiques. — C'est l'examen laryngoscopique qui le premier donne la clef du diagnostic et qui permet d'affirmer le cancer de façon presque certaine à une période même précoce, c'est-à-dire lorsqu'une intervention utile pourra être proposée au malade.

Ce qui frappe à l'examen laryngoscopique au début d'une tumeur maligne, c'est l'existence d'une sorte d'épaississement rouge légèrement mamelonné qui augmente le volume de la corde vocale ou de l'aryténoïde siège du néoplasme. Ce qui semble particulier, c'est l'*immobilisation de la corde vocale*, celle de l'aryténoïde sur laquelle s'insère la tumeur maligne. Aucune autre tumeur ne donne lieu à une infiltration pareille qui apparaît. très nette si l'on fait jouer le larynx dans la phonation : la corde vocale et l'aryténoïde sont immobilisés.

Plus tard, la tumeur présente des aspects distincts suivant que l'on a affaire à un épithélioma ou à un sarcome ; s'il s'agit d'un *épithélioma* on observera une tumeur bourgeonnante rougeâtre qui envahit tout ou une partie de la corde vocale, qui s'accompagne d'œdèmes périphériques, qui est recouverte de détritus grisâtres, sanieux et saignant au moindre contact avec le porte-coton ; dans le *sarcome*, tumeur plus rare et généralement extralaryngée, il s'agit d'une tumeur lisse, de coloration rouge ou jaunâtre, pouvant atteindre un volume assez considérable et qui présente une évolution généralement plus rapide que celle de l'épithélioma.

Les signes physiques tirés de l'*examen du cou* ne donnent aucun renseignement, pendant une longue période, en ce qui concerne les cancers *intrinsèques*, l'*envahissement ganglionnaire* est en effet tardif dans cette variété de cancer. Au contraire il est plus précoce dans le cas de cancer du pourtour du larynx, on observe alors des ganglions indurés douloureux, adhérents, qui se développent dans la région angulo-maxillaire. Quant aux modifications externes du larynx proprement dites, l'épaississement des cartilages, le développement et l'infiltration des régions avoisinantes que l'on peut percevoir directement par le palper extérieur, ils constituent des signes de la phase avancée. Les ganglions qui sont pris à une période tardive dans le cas de cancer intrinsèque et qui font corps pour ainsi dire avec l'organe, sont les sous-sterno-mastoïdiens. On peut signaler également comme signe fourni à la palpation, l'immobilisation du larynx, en particulier dans le sens transversal, on n'entend plus cette sorte de crépitation caractéristique de l'état normal due au jeu du cartilage thyroïde sur le cricoïde.

Marche. Durée. — La marche du cancer du larynx est variable suivant sa forme et suivant son siège ; les cancers extralaryngés qui sont exposés à des irritations de voisinage ont une marche beaucoup plus rapide que les cancers intrinsèques ; au contraire, les cancers des cordes vocales ont une évolution beaucoup plus lente pouvant durer deux, trois ans, même davantage.

Dès que l'ulcération apparaît, on peut dire que la terminaison fatale est proche.

La diffusion ganglionnaire indique une extension de mauvais augure et une issue fatale à brève échéance.

Le terminaison est toujours mortelle, le cancéreux meurt ou par asphyxie, ou par inanition, en particulier dans les formes extrinsèques qui entravent la déglutition. La mort peut résulter des phénomènes de compression qui s'exercent du côté des récurrents et même du pneumo-gastrique ; l'*hémorragie* constitue quelquefois une complication fatale, d'autant qu'il est presque toujours impossible d'y remédier.

Diagnostic. — *a*) Le diagnostic, très utile à faire à la période *de début*, présente souvent alors de grandes difficultés, l'immobilisation de la région sur laquelle s'insère une TUMEUR non pédiculée doit faire penser d'emblée au cancer, c'est là un signe qu'il faut avoir toujours présent à l'esprit. En outre, cette tumeur présente comme caractère d'être toujours unique et de ne pas s'accompagner de lésions de la muqueuse avoisinante.

La *tuberculose* laryngée, la *syphilis* laryngée ne présentent aucun de ces caractères typiques, les *végétations tuberculeuses* sont en effet toujours multiples, s'accompagnent d'altérations de la muqueuse avoisinante; la *gomme* est plus difficile à diagnostiquer; on n'oubliera pas qu'elle se localise surtout à la partie antérieure du larynx, à l'épiglotte, aux bandes ventriculaires. La marche de la gomme est beaucoup plus rapide.

b) Lorsqu'il y a ULCÉRATION, l'ulcération cancéreuse est bourgeonnante, sanieuse, douloureuse, elle est bien distincte de l'ulcération *syphilitique* qui est taillée à pic, présente un fond bourbillonneux et s'accompagne d'œdèmes de la muqueuse avoisinante. Les *ulcérations tuberculeuses* sont multiples, ont un aspect mité superficiel tout à fait caractéristique.

Enfin, si l'on hésite particulièrement entre la syphilis et le cancer, le *traitement pierre de touche* aura vite fait de trancher le diagnostic; en tous cas, dans les formes douteuses l'*examen histologique* d'un fragment enlevé à la pince, permettra toujours de dire à quelle variété de tumeur on aura affaire.

Traitement. — Le traitement du cancer du larynx dépend de la période à laquelle il nous est donné de l'observer. Si l'on arrive très tôt, si l'on a la chance de faire le diagnostic de façon précoce, on pourra tenter l'extirpation de la tumeur en totalité par des opérations diverses que nous indiquerons plus loin (Voy. page 246), sinon, on se bornera à un traitement uniquement *palliatif* destiné à prolonger la vie du malade et à calmer ses souffrances.

Traitement chirurgical. — Lorsque l'on a affaire à une tumeur bien limitée au larynx, lorsqu'il y a peu ou pas d'engorgement ganglionnaire, on peut essayer d'en pratiquer l'EXTIRPATION : celle-ci peut avoir lieu par la *voie naturelle* ou par la *voie artificielle*.

L'extirpation par la voie naturelle est aujourd'hui généralement abandonnée, elle ne donne que des résultats bien trompeurs et on tend de plus en plus à pratiquer de façon plus radicale *l'extirpation aussi large que possible* de la tumeur.

Celle-ci peut être faite par des procédés tout spéciaux. La THYROTOMIE, dont nous indiquerons plus loin la technique, permet, après section sur la ligne médiane du cartilage thyroïde et ouverture du larynx, d'aller enlever la tumeur aussi largement que possible, mais on comprend que cette intervention ne sera suffisante que lorsque la tumeur n'a pas envahi des régions trop étendues du larynx, sinon, elle devra céder le pas à la LARYNGECTOMIE totale ou à l'*hémi-laryngectomie* qui, dans ces dernières années, a donné des résultats satisfaisants entre les mains de ceux qui l'ont entreprise. Nous verrons plus loin quelle technique il faudra employer pour mener à bien cette opération.

Traitement palliatif. — Lorsque la tumeur est inopérable ou lorsque l'intervention est refusée par le malade ou son entourage, il convient néanmoins de calmer les douleurs et jusqu'à un certain point d'essayer d'arrêter la marche envahissante de la néoplasie.

Comme *désinfectant*, on prescrira, dans le larynx, des pulvérisations antiseptiques phéniquées faibles ou simplement alcalines ; les attouchements d'adrénaline, préconisés dans ces derniers temps par Mahu et que nous avons nous-même pratiqués, semblent retarder la marche de la tumeur ; s'il existe des phénomènes dyspnéiques, on pourra enlever à la pince les bourgeons saillants qui obstruent la lumière du larynx.

. Dans le cancer, on devra faire de façon hâtive la *trachéotomie* qui permet souvent des survies assez étendues ; nous en avons observé une de trois ans après la pose de la canule et certainement, si l'extirpation complète avait été faite dans ce cas, on aurait été très heureux de cette durée de la survie opératoire.

Contre les douleurs très violentes, on s'adressera à la *morphine* qu'il est indiqué parfois de pratiquer à haute dose.

Les **rayons X**, la **radiothérapie** ne donnent que des résultats bien incertains, souvent même défavorables dans le cas de cancer du larynx.

CORPS ÉTRANGERS DU LARYNX ET DES VOIES AÉRIENNES

Les corps étrangers sont loin d'être rares dans les voies aériennes, ils peuvent s'arrêter dans le larynx au niveau des ventricules, ou descendre plus loin dans l'arbre trachéo-bronchique (trachée, bronches).

Tous les corps solides (arêtes, os, etc.), liquides et même les corps animés (sangsues, lombrics), peuvent y pénétrer.

C'est surtout chez les jeunes enfants que l'accident se produit. L'enfant a la manie de tout mettre dans sa bouche. Il survient dans un mouvement d'aspiration brusque, dans la toux ou pour parler ou crier. Les dents et pièces dentaires peuvent y tomber au moment d'extraction ou de la chloroformisation.

Certaines altérations pathologiques : les troubles de la sensibilité par affections centrales, la destruction de l'épiglotte, favorisent cette déglutition vicieuse.

Siège. — Les corps étrangers du larynx siègent dans les ventricules ou sont arrêtés entre les cordes vocales. Quand ils descendent plus loin, ils se logent soit dans la trachée (fait rare), soit dans les bronches et plus particulièrement dans la bronche droite. Sur 18 cas' de corps étrangers des voies aériennes que nous avons observés, ils siégeaient 2 fois dans le larynx, 2 fois dans la trachée (grain de café, cure dent), 12 fois dans la bronche droite, 2 fois dans la bronche gauche (os, pièces de monnaie, noyau de datte, anche de trompette, clou, haricot, etc.).

Symptomatologie. — 1° **Au moment de l'accident,** il se produit un accès de suffocation très violent. Si le corps étranger, par son volume et sa situation, obstrue le larynx et s'enclave d'emblée, la mort par asphyxie peut être immédiate.

2° **S'il permet le passage de l'air** (*a*) **et s'il est arrêté dans le larynx,** on observera des troubles de la voix, de la raucité vocale, de la dyspnée respiratoire et des accès de suffocation survenant de temps à autre. Parfois on perçoit très nettement un *bruit de clapet* ; le corps étranger buttant contre la glotte au moment des accès de toux.

Pour ce qui concerne les *corps étrangers trachéaux* l'auscultation pourra faire percevoir un bruit de drapeau ou de frottement caractéristique dans les efforts de toux.

Les *corps étrangers bronchiques* donnent lieu à des signes variables. Indépendamment des accès de suffocation, de la dyspnée plus ou moins grande qu'ils déterminent, on constate souvent soit une sorte de souffle rude vers le hile pulmonaire, soit, si le corps étranger obstrue la bronche tout entière, de la diminution de l'ampliation thoracique du côté malade, et de l'abolition du murmure vésiculaire de ce même côté.

Diagnostic. — Il est basé sur les commémoratifs dont il convient de tenir un très grand compte, sur les altérations de la voix, la toux et l'auscultation du larynx.

Il est parfois important de bien déterminer si le corps étranger est dans le larynx ou dans les voies aériennes plus basses, la trachée et les bronches. L'examen au laryngoscope tranche le diagnostic, toutefois celui-ci n'est pas toujours facile, en particulier chez l'enfant ; on aura recours alors à l'examen avec la spatule directe ou à la radiographie.

Méfiez-vous des prétendus corps étrangers que le malade vient vous demander d'extraire ; ils ne seront là comme ailleurs que *purement imaginaires* ; ou bien ils sont restés quelque temps dans le larynx et ont été expulsés dans une quinte de toux sans que le malade s'en aperçoive. La radiographie permet bien de fixer la présence des corps étrangers mais à la condition qu'ils arrêtent les rayons X. Dans 6 cas sur 15 où la radioscopie avait été faite, celle-ci ne donnait rien. La bronchoscopie directe permit seule le diagnostic de certitude.

Traitement. — Le seul traitement est évidemment l'extraction, qui doit être aussi rapide que possible.

CORPS ÉTRANGERS DU LARYNX. — 1º *Voies naturelles.* — Autant que possible, l'extraction sera faite par les voies naturelles : cocaïnisation sous le *laryngoscope* et la pince spéciale, ou par la *laryngoscopie directe* à l'aide de la spatule et de la pince droite. Ce dernier moyen est le seul qui chez l'enfant permette d'enlever les corps étrangers du larynx par les voies naturelles.

2º *Voies artificielles.* — Si le corps étranger, soit par son volume ou son enclavement, ne se laisse pas extraire, il faudra recourir à la *thyrotomie.* Parfois même, quand il y a menace d'asphyxie, on fera d'emblée une *trachéotomie* pour parer au plus pressé ; dans un deuxième temps, on pourra songer à l'extraction du corps étranger.

CORPS ÉTRANGERS DE LA TRACHÉE ET DES BRONCHES — L'extraction devra être également faite le plus tôt que l'on pourra. Les corps étrangers des bronches sont, en effet, particulièrement dangereux par les phénomènes d'infection auxquels ils donnent rapidement lieu (abcès du poumon, broncho-pneumonie) et qui sont très souvent mortels (44 p. 100). Grâce à la bronchoscopie, l'extraction peut être faite par les voies naturelles et guérit les malades dans la plupart des cas. Cette méthode nous a permis jusqu'à présent d'enlever avec succès 13 corps étrangers des bronches et 2 de la trachée. Un seul des malades, opéré en pleine septicémie, est mort, emporté par les phénomènes de broncho-pneumonie qui avaient débuté avant l'intervention. (Voy. chapitre sur la *trachéo-bron-choscopie*).

NÉVROSES DU LARYNX

Les névroses du larynx peuvent porter soit sur la sensibilité de la muqueuse, soit sur la motricité des muscles du larynx.

PARALYSIES DU LARYNX

Avant d'aborder l'étude des paralysies laryngées, il est bon que le lecteur ait bien présent à l'esprit et se remémore la physiologie du larynx.

Chacun sait que cet organe préside à deux fonctions, la *respiration* et la *phonation*, la première involontaire, passive, la seconde volontaire et active.

Les muscles du larynx peuvent être divisés en 3 groupes, les *tenseurs*, les *constricteurs* qui sont phonateurs, et les *dilatateurs* qui sont respiratoires.

Les tenseurs sont les crico-thyroïdiens, les dilatateurs sont les crico-aryténoïdiens postérieurs ; tous les autres sont constricteurs.

Sauf le crico-thyroïdien qui est innervé par le *laryngé supérieur*, le *récurrent* préside à l'innervation de tous les muscles du larynx aussi bien respiratoires que phonatoires.

Aussi les paralysies des récurrents amènent-elles un certain nombre de troubles liés à la double fonction qui est dévolue à ces nerfs.

La sensibilité de la muqueuse laryngée est fournie par la branche interne du nerf laryngé supérieur qui nous apparaît ainsi comme nerf essentiellement sensitif.

Le nerf récurrent nous apparaît au contraire comme nerf essentiellement moteur (1).

Les paralysies des muscles peuvent être dues *aux altérations des troncs nerveux.*

Les paralysies pourront atteindre les muscles animés par ces deux nerfs : par le récurrent (*paralysie récurrentielle*), ou par le laryngé supérieur (*paralysie du cricothyroïdien*).

Elles peuvent être également d'origine *myopathique.*

Enfin dans certaines affections elles peuvent être *centrales.*

Paralysies par altération des troncs nerveux.

PARALYSIE DU NERF LARYNGÉ SUPÉRIEUR. — **Étiologie**. — Elles sont généralement consécutives au *froid*, et s'observent alors à la suite de laryngites catarrhales aiguës simples; elles se rencontrent également dans l'*hystérie.*

Symptomatologie. — Les crico-thyroïdiens tenseurs des cordes vocales étant paralysés, celles-ci ne sont plus tendues et la voix devient rauque et voilée. Au laryngoscope, les bords de la corde vocale sont ondulés, et si la paralysie est double la glotte prend pendant la phonation un aspect fusiforme.

---

(1) Ces notions sont évidemment un *peu schématiques* et des recherches récentes prouvent que le récurrent renferme également des filets sensitifs. — En outre les deux nerfs laryngé supérieur et récurrent s'envoient mutuellement des anastomoses.

Le nerf laryngé supérieur étant également sensitif par sa *branche interne*, il en résulte de l'anesthésie de la muqueuse laryngée qui accompagne toujours cette paralysie et se révèle par l'absence de réflexes et de sensibilité au porte-coton.

PARALYSIE RÉCURRENTIELLE. — **Étiologie**. — Les paralysies récurrentielles reconnaissent comme causes des altérations du nerf dans l'un des points de son trajet, compression, névrite. L'*ectasie aortique* atteint le plus souvent le récurrent gauche. Le droit, à cause de ses rapports différents, sera comprimé plutôt par des dilatations de la sous-clavière.

Les *tumeurs du cou ou du médiastin* : les cancers de l'œsophage, l'adénopathie trachéo-bronchique, les indurations du sommet du poumon ; les intoxications (saturnisme, diphtérie), l'hystérie peuvent amener des paralysies récurrentielles.

Symptomatologie. — Les paralysies récurrentielles peuvent être *uni* ou *bilatérales*, *complètes*, atteignant tous les muscles d'un seul côté, ou *incomplètes*.

1º **Paralysie bilatérale.** — SIGNES FONCTIONNELS. — Si la paralysie est complète, la voix et la toux sont étouffées et même éteintes : les cordes vocales étant incapables de se rapprocher pour émettre un son.

Les cordes restant fixées au début en position intermédiaire dite *cadavérique* et ensuite se rapprochant du fait de la contracture des adducteurs (Simon),

Fig. 71. — Paralysie récurrentielle double (au moment d'inspiration).

il en résulte que la *dyspnée* s'installe et s'accentue progressivement, le malade a du cornage, du tirage, tous ces phénomènes sont plus marqués au moment de l'effort et redoublent par crises pouvant amener de véritables accès de suffocation.

Chez l'enfant l'apnée est rapidement complète. La paralysie est d'ailleurs très rare chez lui.

Examen laryngoscopique. — La position des cordes est variable, elles peuvent occuper la ligne médiane ou en être un peu écartées en position dite *cadavérique.* Les aryténoïdes restent immobiles aussi bien pendant la respiration que dans les efforts de phonation. Pendant l'inspiration les rubans vocaux se dépriment sous l'influence du courant d'air (fig. 71).

2° **Paralysies unilatérales.** — Si la lésion *récurrentielle est unilatérale*, la corde vocale est immobilisée sur la ligne médiane ou un peu éloignée de la ligne médiane en position intermédiaire, la glotte prend pendant la respiration et la phonation l'aspect de la figure 72. La voix est rauque et bitonale, la respiration est tout à fait normale.

L'examen laryngoscopique permet de faire le diagnostic, montrant la mobilité exagérée du côté sain comparé à l'immobilité du côté paralysé. La corde saine s'écarte

Fig. 72. — Paralysie récurrentielle unilatérale.

dans les inspirations fortes plus qu'à l'état normal (*abduction compensatrice*). Pendant la phonation la corde saine arrive sur la ligne médiane qu'elle atteint et quelquefois dépasse, l'aryténoïde du côté sain chevauchant sur l'aryténoïde du côté malade pour amener un affrontement des bords des deux cordes vocales (*adduction compensatrice*).

3° **Paralysies incomplètes.** — Telle est la description d'une paralysie récurrentielle complète uni ou bilatérale. Quelquefois elle peut être *incomplète*.

Dans ce cas la loi de Semon nous enseigne que les *abducteurs* sont toujours les premiers atteints, il en résulte par suite de la contracture concomitante des adducteurs et la position de la corde vocale en situation exactement médiane.

La *paralysie isolée des dilatateurs* et *des constricteurs* est généralement bilatérale.

Si elle porte sur les dilatateurs (crico-aryténoïdiens postérieurs), les cordes occupent une position voisine de la ligne médiane ; les symptômes sont les mêmes que dans la paralysie récurrentielle, la dyspnée est intense.

Si les constricteurs sont pris, les cordes en situation externe ne peuvent se rapprocher : il y a aphonie complète.

PARALYSIES ISOLÉES DES MUSCLES DU LARYNX. — La paralysie isolée de ces muscles est assez fréquente, elle atteint l'ary-aryténoïdien, le crico-aryténoïdien latéral, le thyro-aryténoïdien. Pour comprendre l'aspect du larynx dans une de ces paralysies, il suffit de se représenter le rôle physiologique du muscle atteint.

La *paralysie de l'ary-aryténoïdien* (fig. 73) est caractérisée par de l'aphonie et au laryngoscope un aspect tout spécial de la glotte qui présente une forme triangulaire pendant la phonation. Les cordes vocales se rapprochant et se rejoignant seulement dans leurs deux tiers antérieurs.

Fig. 73. — Paralysie de l'ary-aryténoïdien (phonation).

Les *crico-aryténoïdiens latéraux* sont des muscles qui rapprochent l'une de l'autre les cordes vocales membraneuses. Si l'un d'eux est paralysé il en résulte une cassure, un angle qui regarde la corde saine. Si les deux muscles sont paralysés la glotte reste béante pendant la phonation, se présentant sous la forme d'un orifice losangique.

Paralysie des thyro-aryténoïdiens. — Ces muscles tendent les cordes vocales. S'ils sont paralysés il en résulte l'affrontement incomplet de celles-ci, leurs bords flottent laissant entre eux un espace elliptique.

Paralysies myopathiques.

Les catarrhes aigus du larynx peuvent déterminer des paralysies par atteinte directe des muscles sous-jacents à la muqueuse du larynx : les muscles pris le plus souvent sont : les thyro-aryténoïdiens et l'ary-aryténoïdien. Ils subiront le plus facilement les inflammations issues de la muqueuse. Les maladies générales infectieuses, la syphilis créent également des myosites des muscles du larynx.

PARALYSIES CENTRALES. — Elles peuvent être dues à des *lésions bulbaires* lorsqu'elles atteignent les centres laryngés; ce sont des lésions en foyer (ramollissement, hémorragies, gommes), des lésions *diffuses* (sclérose en plaques), d'autres fois des lésions *systématisées*, paralysies labio-glosso-laryngées, tabes.

La *paralysie labio-glosso-laryngée* après avoir atteint la langue, gagne les lèvres, le larynx; les muscles tenseurs sont pris les premiers, puis les adducteurs.

Dans le *tabes* on observe de l'incoordination des mouvements des muscles du larynx et aussi des paralysies. La paralysie habituelle du tabes frappe les abducteurs d'un seul ou des deux côtés. Si la lésion est double : les cordes vocales se tenant sur la ligne médiane, il en résulte de l'asphyxie et la nécessité parfois de faire la trachéotomie.

Un certain *nombre d'intoxications*, parmi lesquelles le saturnisme, déterminent des paralysies laryngées.

Il en est de même de la *syphilis* à la période tertiaire (gomme).

Paralysies hystériques. — A côté de ces paralysies cen-

trales on peut ranger également les *paralysies hystériques*
(fig. 74) qui représentent une altération fonctionnelle des
centres corticaux.

Fig. 74. — Paralysie
hystérique.

Elles sont généralement *bilaté-rales*, mais souvent atteignent des
groupes *musculaires isolés*, géné-ralement les constricteurs des
deux côtés, de sorte que la glotte
est ouverte au moment de la
phonation, et l'aphonie est com-plète.

Rarement elles atteignent les
constricteurs.

Traitement des paraly-sies laryngées. — Le traitement des paralysies laryn-gées doit être au premier chef étiologique.

Traitement étiologique. — S'agit-il de paralysies *péri-phériques* ? Y a-t-il compression ? Il faut essayer de
supprimer la cause ; malheureusement nous ne pouvons
que peu de chose dans la majorité des cas, les tumeurs
du médiastin sont au-dessus des ressources de l'art.

S'il y a *intoxication, syphilis, hystérie*, le traitement
général de ces différents états morbides sera institué.

Traitement local. — Dans les paralysies inflammatoires
myopathiques, on conseillera les inhalations, les panse-ments locaux au nitrate d'argent, le repos vocal, en somme
tous les moyens destinés à lutter contre le catarrhe laryngé.

L'*électrisation* sous forme de courants faradiques ou
continus, les deux pôles étant appliqués en dehors ou
dans la cavité même du larynx dans les cas rebelles,
le massage vibratoire, nous ont donné de bons résultats
dans les paralysies *à frigore*, hystériques. Il est nécessaire
de faire jouer les muscles du larynx, de faire émettre des
sons pendant le passage du courant. L'effet peut être
immédiat en particulier dans l'électrisation intralaryngée.

Traitement général. — Il comporte, comme dans toutes les paralysies, l'administration des bromures, de la strychnine.

Dans les *paralysies hystériques* les exercices vocaux joints à la persuasion et à un peu d'*électrisation faradique locale* viennent souvent à bout des formes même très anciennes.

SPASMES DU LARYNX

A côté des troubles de la motilité que nous venons de décrire dans le chapitre des Paralysies du larynx, il peut y avoir au contraire exagération de la motricité donnant lieu à l'*hyperkinésie* ou *spasme de la glotte*.

SPASMES DE LA GLOTTE. — Les spasmes de la glotte peuvent se rencontrer chez les enfants et chez les adultes. Ils consistent en une contraction convulsive des muscles adducteurs amenant l'occlusion de l'espace glottique, d'où troubles *vocaux* ou *asphyxiques*.

Ils peuvent donc être divisés en spasmes phonatoires et respiratoires.

a) **Les spasmes phonatoires** se produisent soit pendant l'inspiration, soit pendant l'expiration.

Pendant l'expiration c'est la *toux nerveuse* qui est sèche, quinteuse, se répétant à tout moment sans cause appréciable. Pendant l'inspiration, le spasme donne lieu à du *hoquet*, à des *sanglots* qui, chez les hystériques, peuvent se reproduire à heure fixe parfois indéfiniment. La reprise de la coqueluche ou *chant du coq* peut être rangée au nombre de ces spasmes.

b) **Spasmes respiratoires.** — La *laryngite aiguë striduleuse des enfants* n'est pas autre chose qu'un spasme des muscles de la glotte qui s'obstrue chez lui avec la plus grande facilité à cause de l'étroitesse du larynx à cet âge.

Chez l'*adulte*, les spasmes de la glotte s'observent au décours des affections laryngées, dans certaines formes de tumeurs, de lésions récurrentielles (anévrysme de la crosse de l'aorte, adénopathie, goitre) et toutes les compressions récurrentielles.

Traitement. — Le traitement du spasme glottique consiste à calmer les crises par des compresses d'eau très chaude placées au-devant du larynx, des inhalations calmantes de vapeurs émollientes et parfois de chloroforme et d'éther. Le bromure, la valériane seront indiqués comme antispasmodiques pour éviter la reproduction des accès.

ANESTHÉSIE ET HYPERESTHÉSIE DU LARYNX

La sensibilité du larynx est variable suivant les sujets. Elle est en général très vive, et la muqueuse laryngée est le point de départ de réflexes (toux) très accentués. A l'état pathologique on peut observer soit de l'anesthésie du larynx, soit de l'hyperesthésie.

ANESTHÉSIE DU LARYNX. — L'anesthésie du larynx se rencontre chez les hystériques ou comme suite de la diphtérie et dans la paralysie générale.

On la reconnaît à certains troubles en particulier de la déglutition, les malades avalant de travers, les aliments tombent dans le larynx et c'est même là un mode de mort des paralytiques généraux.

L'exploration à la sonde ou au porte-coton laryngé fait reconnaître les zones d'anesthésie et l'absence de tout réflexe : il s'agit là d'un état analogue à celui produit artificiellement par la cocaïne.

L'électrisation, l'administration de noix vomique seront utilement employées lorsqu'il s'agit de phénomènes hystériques et l'usage de la sonde à demeure rend possible la déglutition chez les paralytiques généraux.

HYPERESTHÉSIE DU LARYNX. — L'hyperesthésie du larynx se rencontre dans certaines affections chez les neurasthéniques, les névrosés, certains tuberculeux, chez les alcooliques, les fumeurs ; elle donne lieu à des phénomènes douloureux dans le larynx, des sensations de pointe, de chatouillement, de piqûre, qui amènent de véritables accès de toux spasmodiques.

A cette hyperesthésie on peut rattacher *l'ictus laryngé*, sorte de crise qui se présente avec l'ensemble symptomatique suivant : le malade ressent dans la gorge une sorte de chatouillement qui amène une toux spasmodique, il est pris d'une anxiété très grande, son visage se congestionne; il pousse un cri, perd connaissance, tombe à terre et se relève inconscient de l'état dans lequel il vient de se trouver. Ces crises se reproduisent en général assez fréquemment.

L'ictus laryngé est dû à des causes variables, il se rencontre généralement chez des sujets nerveux à l'occasion d'un froid, d'un excès alcoolique ou tabagique, d'une fatigue morale ou physique sans lésions laryngées.

D'autres fois il est symptomatique du tabes ou de l'épilepsie, se manifestant alors comme une sorte de petit mal avec aura prémonitoire.

Aux troubles hyperesthésiques se rattachent les troubles *paresthésiques et névralgiques* du larynx. Dans la paresthésie les malades ont la sensation de boule, de corps étranger. Ils viennent vous trouver pour qu'on leur enlève un corps étranger ou une tumeur qu'ils croient avoir dans le larynx.

Les névralgies du larynx sont beaucoup plus rares ; Castex aurait observé des cas très nets de névralgies du nerf laryngé supérieur ; le plus souvent les névralgies dites essentielles du larynx sont symptomatiques de quelques tumeurs cachées, que l'on découvre dans la suite au laryngoscope.

OPÉRATIONS SE PRATIQUANT
SUR LE LARYNX

TRACHÉOTOMIE

La trachéotomie est une opération que tout médecin devrait être à même de savoir faire et dont il doit connaître au moins la technique et les indications.

Indications. — Elle est pratiquée en effet la plupart du temps comme intervention d'*urgence* lorsqu'il existe un obstacle à la pénétration de l'air au niveau du larynx, plus rarement on l'exécute comme *opération préliminaire* à certaines interventions plus étendues sur le larynx (laryngotomie, laryngectomies).

Siège. — Si l'on se rappelle les rapports de la trachée à la partie moyenne et à la base du cou l'on se rend compte très bien que ce canal est d'autant plus superficiel que l'on se rapproche davantage de l'extrémité supérieure, et que dans son tiers inférieur existent des rapports veineux importants : anastomoses des veines thyroïdiennes; pour ces deux raisons, il résulte que la trachéotomie doit être faite le *plus haut possible immédiatement au-dessous du cricoïde*. Quelques cas spéciaux : développement exagéré du corps thyroïde, propagation et infiltration cancéreuses, amèneront l'opérateur à choisir la *voie basse*.

Instrumentation. — Mettez dans un plateau le strict minimum comme instrumentation : bistouri-ciseaux, écarteurs, pinces, sonde cannelée, un dilatateur

à deux branches, une canule montée sur son mandrin
et de calibre approprié à l'âge.

Fig. 75. — Opération de la trachéotomie.

Technique. — Pour ce qui est de l'anesthésie, chez
l'*adulte l'anesthésie locale* suffit et il est du reste impossible de
recourir à un autre mode si le malade asphyxie. Chez l'*enfant*, l'on agit soit en dehors de toute dyspnée, et alors l'anes-

thése générale est seule possible et est tout à fait indiquée; soit en période asphyxique si l'enfant est un peu âgé,
on fera alors l'anesthésie locale; sinon opérer sans anesthésie.

Le malade est couché sur le dos, le cou découvert, un
coussin sous les épaules pour bien faire saillir la partie
médiane du cou (fig. 75).

a) Le chirurgien *repère en haut le cricoïde* sous la saillie
angulaire du thyroïde, *en bas la fourchette sternale*.
Fixant de la main gauche le larynx et la trachée, il trace

Fig. 76. — Canule de Krishaber.

une incision de 4 à 5 centimètres de longueur partant de
la face antérieure du cricoïde et se dirigeant vers le
sternum. Les plans superficiels étant sectionnés, les
vaisseaux pincés et l'hémostase bien exactement faite
avec la sonde cannelée, on dénude la trachée que l'on
reconnaît à ses anneaux cartilagineux, sa forme et sa couleur toutes spéciales. Les lèvres de l'incision sont prises
dans des pinces de Péan qui en retombant naturellement de chaque côté jouent très bien pour les plans superficiels l'office d'écarteurs. Deux petits écarteurs placés
plus profondément et confiés à un aide chargent les plans
profonds et maintiennent la trachée dénudée sous le
doigt et l'œil de l'opérateur.

b) Tenant le cricoïde entre l'index et le pouce de la main gauche, *avec le bistouri* tenu verticalement de la droite on *ponctionne* la trachée. Sans retirer l'instrument *on sectionne sur la ligne médiane et de haut en bas les deux premiers anneaux de la trachée. Si la trachée est bien ouverte,* on entend une sorte de sifflement tout à fait caractéristique.

A ce moment, toujours dramatique, le malade a un mouvement de dyspnée, tousse ; rassurez-le s'il n'est pas endormi, en tous cas faites-le maintenir bien immobile.

c) Passez rapidement au temps suivant, l'*introduction de la canule* (fig. 76) qui munie de son mandrin est toute prête et à votre portée.

Pour cela, fixant bien exactement le cricoïde de la main gauche et prenant la canule de la main droite, on l'insinue entre les lèvres de la plaie trachéale que l'on a repérées bien exactement. Le malade a à ce moment de violents réflexes, tousse, se cyanose, fait des efforts : ne vous émotionnez pas, fixez les rubans de la canule derrière le cou et enlevez rapidement le mandrin, la partie principale de l'intervention est terminée.

Fig. 77. — Dilatateur pour trachéotomie.

Ce temps doit être exécuté rapidement, mais sans précipitation. Si les lèvres de la trachée sectionnée ne bâillaient pas suffisamment pour permettre l'introduction du mandrin, on se sert *du dilatateur* à deux ou trois branches (fig. 77). De la main droite on insinue cet instrument dans l'ouverture trachéale ; on l'ouvre, il écarte les lèvres trachéales et, saisissant la canule, on l'introduit en suivant la convexité des branches du dilatateur.

d) La canule interne est placée ensuite ; quelques points de suture en haut et en bas de la plaie terminent l'intervention.

Une compresse aseptique insinuée entre la plaque de la canule et la plaie cutanée et une cravate de mousseline disposée en bavette au-devant de la canule complètent tout le pansement.

La canule interne doit être nettoyée toutes les deux ou trois heures. La canule externe est enlevée et changée au bout de deux ou trois jours.

Difficultés de la trachéotomie. — *Ce qu'il ne faut pas faire.*

a) **Mauvaise incision cutanée.** — L'incision est souvent *trop courte* : elle doit toujours s'étendre du cricoïde à un travers de doigt de la fourchette sternale.

Elle peut être *latérale* ou *oblique* : si l'on n'a pas pris soin de rester bien exactement sur la ligne médiane. Pour que l'incision soit régulière il importe de bien fixer les points de repère. La main gauche doit tenir le cricoïde et maintenir le larynx en position médiane.

Le bord inférieur du cricoïde indique la limite supérieure de l'incision de la trachée.

b) Il arrive souvent que dans sa précipitation à introduire la canule le chirurgien fasse **une fausse route** : le mandrin glisse sur les parties latérales ou au-devant de la trachée : on n'entend pas le bruit canulaire caractéristique, la dyspnée persiste. Ne pas s'obstiner, revenir à la plaie, s'assurer que la trachée est bien incisée et introduire de nouveau la canule en s'aidant du dilatateur.

c) La canule est introduite dans la trachée mais le **malade ne respire pas**, l'*asphyxie* continue : une fausse membrane, un bouchon caillot sanguin l'obstrue ; à l'aide d'une sonde molle, d'une plume de pigeon, exciter la toux qui expulsera cet obstacle, sinon l'enlever avec une pince spéciale.

d) L'**hémorragie** n'est pas une complication, le pincement des vaisseaux en vient toujours à bout. Veillez à une hémostase soigneuse des plaies superficielles, c'est elle qui vous permettra de voir clairement ce que vous ferez.

e) Enfin ne **sacrifiez rien à la rapidité**, il n'y a pas d'opération qui demande à être faite plus méthodiquement : en exécutant tous les temps vous irez sûrement et atteindrez le but que vous vous proposez : créer un passage à l'entrée de l'air dans les voies aériennes.

LARYNGOTOMIE. — THYROTOMIE.

La laryngotomie, c'est-à-dire l'ouverture temporaire du larynx, se fait toujours sur la ligne médiane avec incision du cartilage thyroïde et prend le nom de *thyrotomie*.

Bien que ses indications soient plus restreintes depuis l'usage de la laryngoscopie directe, elle comporte une technique, des indications que l'on doit connaître et avoir bien présentes à l'esprit car cette opération rend les plus grands services.

Instrumentation. — L'opérateur prépare dans un plateau les mêmes instruments que pour la trachéotomie, en plus une canule de Trendelenburg, des cisailles pour section des cartilages, et il doit avoir à sa disposition le plan incliné.

La *trachéotomie* sera *pratiquée de façon préalable,* elle facilite en effet l'intervention, mettant à l'abri des troubles respiratoires, elle permet à l'opérateur d'agir tout à son aise sans crainte d'écoulement de sang et de mucosités dans les voies aériennes. Il convient d'employer des canules à trachéotomie un peu spéciales : canules de Trendelenburg à manchon caoutchoutée ou de Hahn munies d'éponge préparée, qui obturent bien la trachée.

Dans quelques cas seulement, où l'on peut agir très rapidement on se dispensera de trachéotomie préalable (corps étrangers, extirpation de papillomes).

Technique opératoire. — Le malade est placé tête renversée en arrière, en position de Trendelenburg, pour éviter la chute du sang dans les voies aériennes. La tête est disposée comme dans la trachéotomie, un billot sous le cou.

a) **Incision de la peau partant du bord inférieur de l'os hyoïde et se terminant à la fourchette sternale.** — On

Fig. 78. — Canule de Trendelenburg.

sectionne tous les plans superficiels jusqu'au cartilage thyroïde, la membrane thyro-hyoïdienne, le cricoïde et les trois premiers anneaux de la trachée et à la sonde cannelée on dénude toutes ces parties.

On fait alors la trachéotomie sur le deuxième ou troisième anneau de la trachée et on place dans l'ouverture trachéale la canule tampon de Trendelenburg (fig. 78) qui permettra de continuer l'anesthésie tout en faisant par son manchon en caoutchouc une obturation parfaite de la trachée, empêchant l'issue du sang dans les voies aériennes. Mais si l'on opère dans la position déclive, l'usage de ces canules tampon a une moins grande importance.

b) Avec le bistouri on **ponctionne la membrane thyroï-dienne** et on **sectionne ensuite avec une cisaille le car-**

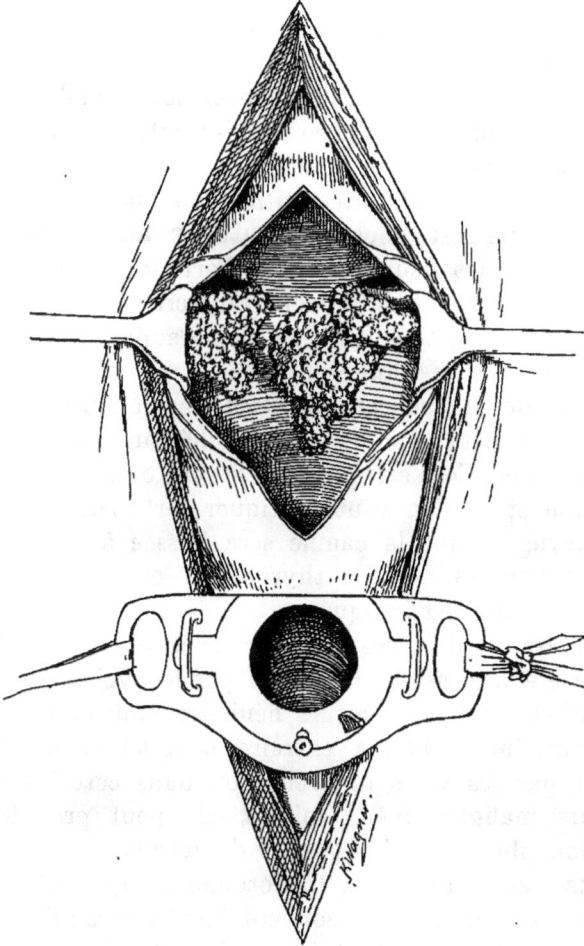

Fig. 79. — Thyrotomie.

tilage thyroïde au niveau de l'angle formé par les deux lames du thyroïde *bien exactement sur la ligne médiane*, pour éviter les troubles ultérieurs du côté de la phonation.

Entr'ouvrez ensuite doucement comme les deux feuillets d'un livre les deux lames thyroïdiennes et maintenez-les écartées avec deux écarteurs mousses.

Tamponnez la cavité laryngée en bas, faites un pansement compressif pour éviter l'hémorragie.

c) **Exécutez alors les interventions endolaryngées** qui ont commandé la thyrotomie : extirpation de corps étrangers, ablation de tumeurs, polypes, etc.

d) Enfin lorsque l'intervention endolaryngée est terminée, il ne reste plus qu'à **suturer au catgut** en les rapprochant les deux lames du cartilage thyroïde, ainsi que les deux lèvres de la membrane crico-thyroïdienne et l'on recouvre le tout avec les plans superficiels que l'on réunit au crin de Florence.

La canule de trachéotomie est de façon générale enlevée immédiatement et les bords de la trachée suturés tout comme les cartilages. Ce n'est que dans les cas où l'on craint l'hémorragie et où l'on veut pratiquer certaines manœuvres endolaryngées que la canule sera laissée à demeure.

Indications. — La thyrotomie est une excellente opération, elle est indiquée :

Dans les cas de corps étrangers enclavés dans le larynx qu'il a été impossible d'extraire par les voies naturelles.

Pour enlever des tumeurs bénignes multiples ou volumineuses, impossibles à extraire complètement et sans danger par les voies naturelles ou dans certains cas de tumeurs malignes bien limitées, elle peut précéder une résection plus ou moins grande du larynx.

Chez les enfants la thyrotomie comportait surtout autrefois des indications souvent impérieuses : l'accès par les voies naturelles étant impossible chez lui.

Cependant depuis plusieurs années l'usage de la *laryngoscopie directe* à l'aide de la spatule ou du tube-spatule, permet d'opérer dans le larynx directement : elle a restreint beaucoup les indications de la thyrotomie.

LARYNGOSTOMIE

Killian et Piniaseck en Allemagne, Sargnon en France, ont pratiqué les premiers (1906) une opération destinée à guérir les porteurs de rétrécissement fibreux du larynx, et qui permet de débarrasser de leur canule les malheureux qui autrefois y étaient condamnés pour toujours. L'intervention comprend les temps suivants.

a) On fend à l'aide de ciseaux le cartilage thyroïde et cricoïde et l'on prolonge l'incision jusqu'au niveau de l'ouverture trachéale où se trouve la canule.

b) On suture ensuite à l'aide d'un fil de soie les bords cartilagineux sectionnés aux lèvres cutanées de la plaie.

c) Dans le larynx ainsi ouvert, on enlève au bistouri le plus largement possible le tissu cicatriciel.

d) Un tube en caoutchouc de faible calibre est introduit dans la plaie, un fil de soie est fixé à l'une de ses extrémités pour éviter qu'il ne passe dans la trachée ou dans le pharynx, et le larynx est bourré de gaze aseptique.

e) La présence du tube amène *le sphacèle* du reliquat de tissu fibreux avoisinant, agrandit le degré de perméabilité du larynx, et cutanise la surface intérieure du larynx.

On peut augmenter progressivement le volume du drain et donner au larynx un calibre tout à fait suffisant. Les pansements et le drain seront changés presque quotidiennement pendant de longs mois (huit à quinze mois).

Et lorsque l'on est bien assuré que la respiration se fait de façon normale, et régulière, on ferme par une autoplastie l'orifice externe laryngo-trachéal.

Tel est le principe de cette opération qui exige, comme on le voit, la plus grande patience, mais qui a déjà donné les meilleurs résultats (1).

(1) Depuis quelques mois nous avons entrepris la dilatation électrolytique circulaire des rétrécissements cicatriciels du larynx et nous avons pu décanuler par ce procédé, beaucoup plus simple, plusieurs malades. (Communication à la Société française de laryngologie, mai 1908.)

LARYNGECTOMIE

Indications. — L'extirpation totale du larynx peut être *indiquée* dans les cas de tumeur maligne lorsque celle-ci est trop développée pour pouvoir être enlevée par une opération plus restreinte (thyrotomie, autoscopie).

Pour qu'elle soit faite avec fruit il est nécessaire aussi que la tumeur n'ait pas envahi les parties avoisinantes, que le larynx soit mobile sur les organes sous-jacents, qu'il n'y ait pas de réactions ganglionnaires, et que l'état général soit satisfaisant.

Technique. — Elle peut être faite en un temps ou en deux temps.

a) **Laryngectomie en un temps** (Procédé de Périer). — Le temps initial de cette intervention consiste, par une incision analogue à celle de la thyrotomie sur laquelle on fait tomber deux autres incisions transversales (incision en H renversé), à découvrir le larynx et la trachée aussi largement que possible en avant et latéralement.

La trachée est séparée sur sa face postérieure de l'œsophage. Passant une sonde cannelée en arrière de ce conduit ainsi libéré, on le sectionne immédiatement au-dessous du cartilage cricoïde, on l'attire en avant et l'on place dans son orifice une canule spéciale (*canule de Périer*).

On libère ensuite la face postérieure du larynx, à l'aide d'un doigt introduit dans le cricoïde en soulevant cet organe et en l'attirant en avant. On le détache successivement de l'œsophage et du pharynx et le sépare finalement de ses attaches supérieures en coupant transversalement la membrane thyro-hyoïdienne et le ligament glosso-épiglottique. L'épiglotte sera autant que possible conservée, de façon à éviter la chute des aliments dans les voies aériennes.

Les bords de la trachée sont suturés à la peau. L'orifice

supérieur est fermé et les bords latéraux, bords du pharynx, sont également rapprochés sur la ligne médiane.

Une sonde œsophagienne est glissée par la fosse nasale dans l'œsophage et doit être laissée tant que la réunion de la plaie n'est pas complètement effectuée; de cette façon la cavité bucco-pharyngée est isolée de la plaie et des voies aériennes.

b) **Laryngectomie en deux temps**. — Elle fut reprise et mise en honneur dans ces derniers temps par Le Bec qui lui doit de très beaux succès :

On fait, dans un premier temps, suivant la technique que nous venons d'indiquer la résection de la trachée et son abouchement par suture à la peau.

Dans un temps ultérieur, lorsque la première opération a bien réussi, on procède à l'ablation du larynx tout comme dans la méthode précédente.

Le principal avantage de cette technique est un traumatisme moindre du malade, un isolement plus facile des voies aériennes contre la déglutition vicieuse des premiers jours, et une mortalité moins grande aussi bien par shock que par broncho-pneumonie (1).

· (1) Dans certains cas il peut être indiqué de réséquer uniquement la moitié du larynx et l'opération prend alors le nom d'*hémilaryngectomie.*

IV. — BRONCHO-ŒSOPHAGO-SCOPIE.

Principe de la méthode.

Les méthodes de la trachéobronchoscopie et de l'œso-phagoscopie sont basées toutes les deux *sur la vision directe dans les bronches et l'œsophage*, et elles ont pour but l'examen à l'aide de tubes de l'intérieur de ces conduits, depuis leur origine jusqu'à leur terminaison.

La vision directe à l'intérieur et à l'extrémité d'un tube n'est possible qu'à la condition que ce dernier soit rectiligne.

A priori, l'introduction d'instruments *rectilignes*, en particulier dans la trachée et les bronches, semble irréalisable ; cependant il faut se rappeler que la tête étant dans l'extension forcée, soit dans le décubitus (position de Rose), soit dans la station assise, la bouche et le pharynx se continuent suivant une droite avec l'œsophage et que le larynx se trouve également sur le prolongement d'une *ligne droite* partie des incisives supérieures.

Lorsque la trachée est franchie, *les grosses bronches épousent la direction des tubes que l'on introduit* à leur intérieur, et cela pour plusieurs raisons : Elles sont en effet mobiles dans la cavité thoracique, étant simplement suspendues à l'intérieur de celle-ci et pouvant être facilement ramenées vers la ligne médiane.

Les bronches sont, en outre, éminemment élastiques et extensibles, le tissu qui les entoure est celluleux et facilement compressible.

Quant aux bronches de second ordre, s'il est moins facile

d'arriver à pénétrer avec les tubes dans leur cavité, on peut néanmoins avoir une vue suffisante à leur intérieur, en inspectant simplement leur entrée.

Instruments.

L'instrumentation qui sert à pratiquer l'œsophago-scopie ou la trachéobronchoscopie est à peu près la même dans ses points essentiels.

Elle se compose de tubes d'exploration, d'un appareil d'éclairage et d'instruments secondaires, pinces d'extraction, porte-coton, etc.

D'après le principe même de la méthode, on conçoit que les *tubes devront être rectilignes, cylindriques* plus ou moins longs suivant la région à explorer et plus ou moins étroits suivant le calibre des conduits à parcourir.

Tubes. — Nous avons fait subir aux tubes des modifications pour faciliter leur maniement (fig. 80). A leur extrémité inférieure nous avons accentué la dilatation

Fig. 80. — Tube de Guisez muni de son mandrin.

ampullaire terminale tout en faisant rentrer leur bord inférieur et en l'émoussant le plus possible. De cette façon, les tubes accrochent moins et glissent mieux, en particulier au niveau de la glotte et sur les aryténoïdes.

L'extrémité supérieure est évasée en entonnoir d'un

diamètre de 3 à 4 centimètres pour bien capter tous les rayons lumineux issus de la lampe et les diriger ensuite vers l'intérieur du tube.

La face interne de cet entonnoir est peinte en noir mat, de façon qu'aucun rayon ne soit renvoyé vers l'œil de l'observateur (fig. 81).

Fig. 81. — Entonnoir démontable de Collin.

Ces tubes, dont nous avons réduit beaucoup le nombre, comportent simplement deux séries, une pour enfants et une pour adultes. Comme ceux de Killian, ils sont exactement gradués. A l'aide d'une gorge placée immédiatement au-dessous de l'entonnoir, ils peuvent être fixés sur un *manche* à trois tenons, et cela instantanément sous simple pression. Leur face interne est particulièrement brillante, grâce à un polissage très soigné.

Plusieurs tubes présentent une disposition un peu spéciale. Deux ou trois d'entre eux, d'un calibre et d'une

Fig. 82. — Tube à spatule démontable.

longueur différents (le plus long ayant 20 centimètres et le plus court 10 centimètres, le plus large 12 millimètres et le plus étroit 9 millimètres), présentent une extrémité inférieure en biseau ou en bec de flûte et sont munis, tout à fait à la partie inférieure, d'une sorte de bec destiné à relever l'épiglotte. Ils constituent des tubes spatules très commodes, basés sur le même principe que l'instrument initial de Kirstein, mais beaucoup plus maniables et mieux supportés par le malade grâce à leur forme

tubulaire. Nous en avons fait construire un, démontable (fig. 82) en
deux pièces permettant de l'enlever, en
laissant en place le tube bronchoscopique à qui il a servi de conducteur.

En règle générale l'exploration par
ce tube-spatule doit toujours être
faite en premier lieu. Il permet à
l'observateur l'examen du larynx de
la région sous-glottique et même de
la partie supérieure de la trachée. Il
peut même, si on le fait pénétrer un
peu plus bas que la glotte, laisser
apercevoir la bifurcation de la trachée et aussi servir de tube conducteur pour l'introduction de tubes plus
longs et plus étroits.

Un de ces tubes mesurant environ
40 centimètres et 8 à 9 millimètres de
diamètre, présente à quelques centimètres en deçà de son extrémité inférieure un œil latéral de forme ovalaire :
En cas d'obstruction complète d'une
des bronches par un corps étranger,
par exemple, cet œil latéral laisse à
la bronche opposée le soin d'assurer
la respiration.

Pour faciliter et rendre moins douloureuse l'introduction des tubes œsophagoscopiques, nous avons fait construire des mandrins demi-souples et
demi-rigides (fig. 83).

Appareils d'éclairage. — Si
l'on se sert de tubes courts et larges,

Fig. 83. — Tube œso-
phagoscopique et son
mandrin.

les différentes sources lumineuses dont nous nous servons

ordinairement peuvent convenir parfaitement : le photo-
phore médio-frontal, le miroir de Clar peuvent suffire ;
mais pour arriver à voir à l'extrémité des tubes longs
et étroits, les difficultés de l'éclairage constituent un
véritable problème.

Éclaireur de Kirstein. — L'éclaireur de Kirstein (fig. 84)
dont nous nous servions au début, se compose essentiellement d'une lampe de
12 à 16 volts, dont les
rayons recueillis et con-
centrés par une lentille
sont réfléchis, grâce à un
plan incliné à 45° et dirigés suivant l'axe du tube
d'examen.

Un orifice percé au centre
du miroir permet à l'œil
placé derrière lui de voir
directement dans les tubes.

La lentille est reliée à la
lampe éclairante par un
système à glissière qui permet de faire varier plus ou

Fig. 84. — Éclaireur de Kirstein.

moins le foyer et de concentrer les rayons lumineux ou même
de les rendre parallèles. Un bandeau entourant le front
fixe la lampe exactement devant l'œil ; celle-ci peut se
mouvoir dans presque tous les sens sur une articulation
en genouillère.

Cet instrument, grâce surtout à la puissance de la lampe
éclairante, permet la vision dans les tubes longs et étroits.
Néanmoins il présente, ainsi construit, de grands inconvénients. Beaucoup des rayons issus de la lampe échappent
au miroir réflecteur, arrivent dans l'œil de l'observateur,
et l'impressionnent péniblement. La lampe très puissante
de 16 volts, outre qu'elle nécessite l'emploi d'accumula-

teurs très volumineux, échauffe très rapidement la totalité de l'appareil, brûle la conjonctive, et la joue de l'observateur ; la fatigue survient très vite, et la vision distincte est bientôt impossible.

Éclaireur de Guisez. — C'est pour remédier à ces principaux inconvénients que nous avons fait construire par Collin un éclaireur (fig. 85), basé sur la vision directe sans réflecteur. Trois petites lampes de 8 volts sont fixées au-devant d'une plaque rectiligne, arrondie, noircie, dont le centre est percé d'un orifice de 3 à 4 millimètres de diamètre, destiné à la vision monoculaire à l'intérieur du tube bronchoscopique. Chaque lampe est munie d'une lentille cylin-

Fig. 85. — Éclaireur de Guisez.

drique qui se visse directement sur la plaque et qui est destinée à recueillir, à rendre sensiblement parallèles les rayons lumineux.

D'une façon générale, les tubes porte-lentilles sont dirigés de telle sorte qu'ils convergent tous vers un foyer assez rapproché de façon qu'en ce point s'entre-croisent tous les rayons lumineux. Ce foyer doit être le plus près possible de l'extrémité de l'éclaireur, mais d'autre part, les tubes porte-lentilles ne doivent pas être trop convergents pour ne pas gêner l'œil de l'observateur.

On peut du reste éloigner ou rapprocher le foyer, le faire varier de 5 à 15 ou 16 centimètres grâce au dispositif suivant : chaque tube porte-lampe est mobile autour d'une charnière à ressort ; une bague est vissée sur la plaque et peut, en agissant sur la partie supérieure de chacun des tubes porte-lampes, incliner leur axe plus ou moins vers le foyer. Il est donc très facile de les rendre plus ou moins convergents.

Grâce au faible voltage de ces lampes, cet éclaireur s'échauffe très peu. Il n'y a aucun miroir réflecteur et, ainsi que nous l'avons vu, tous les rayons sont dirigés vers l'entonnoir noirci de chacun des tubes, aucun d'entre eux ne vient fatiguer par sa réflexion l'œil de l'observateur.

Miroir de Clar modifié. — Depuis quelques mois nous employons également un miroir de Clar (fig. 86) que nous

Fig. 86. — Miroir de Clar modifié, adapté à la broncho-œsophagoscopie.

Fig. 87. — Miroir de Kasper.

avons modifié de la façon suivante ; il possède un long foyer avec une seule ouverture latérale pour l'œil de l'observateur, la vision monoculaire étant seule possible dans ces tubes. C'est là, nous croyons, l'éclaireur le plus parfait et le plus simple que l'on puisse imaginer.

Miroir de Kasper. — Le miroir à manche de Kasper

(fig. 87), qui se manie à la main peut, pour les démonstrations, remplacer avantageusement la lampe précédente. Par suite d'un dispositif spécial les rayons, après avoir traversé la lentille, sont réfléchis par un miroir qui n'occupe que la moitié inférieure du tube. De la sorte l'œil de l'observateur peut examiner, par la partie restée libre, l'intérieur du tube. Tout comme l'éclaireur de Kirstein, on règle également la lentille, en la faisant avancer ou reculer, pour obtenir le maximum d'intensité lumineuse. Le miroir de Kasper, immobilisant une des mains de l'observateur, est surtout un instrument pour l'étude ou l'enseignement.

Œsophagoscopie.

Choix des tubes. — Les tubes dont on se sert pour pratiquer l'œsophagoscopie présentent une longueur et un diamètre variables suivant le sujet que l'on se propose d'examiner.

La vision étant en principe beaucoup plus facile à l'aide de tubes courts et larges, on devra donc employer des tubes construits sur cette donnée générale. On se basera aussi pour le choix de ces tubes, sur les dimensions exactes de l'œsophage, sur le point que l'on désire explorer, et la distance qui sépare ce point des arcades dentaires supérieures.

On devra tenir compte de la situation exacte des deux orifices de l'œsophage et des dimensions de ce conduit.

Chez l'adulte, *l'orifice supérieur* répond exactement en avant au bord inférieur du cartilage cricoïde, en arrière au corps de la sixième vertèbre cervicale, latéralement au tubercule antérieur des apophyses de ces mêmes vertèbres (tubercule carotidien ou de Chassaignac). Il est distant des incisives supérieures de 15 *centimètres en moyenne*.

L'œsophage, mesuré en place, présente une *longueur* de 22 à 26 centimètres ; ses dimensions varient, du reste, avec l'âge, le sexe et la taille du sujet ; chez les enfants,

Morosoff a trouvé chez le nouveau-né 9 centimètres et
13 centimètres à quatre ans. D'après ces dimensions,
on peut conclure que pour l'adulte, les tubes devront
avoir comme longueur au minimum 20 centimètres et
46 au maximum suivant le point à examiner.

Calibre des tubes. — Le calibre des tubes sera basé
sur celui de l'œsophage : on sait que ce canal n'est pas
exactement cylindrique, mais qu'il présente plusieurs
points rétrécis (orifices, croisement de la bronche gauche).

Pour conclure au point de vue du calibre, des tubes de
15 à 18 millimètres peuvent être employés sans aucun
danger chez l'adulte ; chez l'enfant au-dessous de dix
ans, on ne dépassera pas 11 millimètres.

Position du malade. — Le malade est placé dans la
position assise (fig. 88), le dos fortement appuyé et la tête
penchée très en arrière, un aide soutient la nuque ; si pour
une raison quelconque (raideur de la colonne vertébrale),
il n'est pas possible au malade de prendre cette position,
on lui fait un peu incliner la tête à droite ou à gauche,
de façon que le tube se place dans la commissure labiale
plus facilement. Le décubitus latéral est parfois commode
dans ces cas.

Manuel opératoire. — *a*) **Anesthésie.** — A l'aide
d'une solution de cocaïne au vingtième dont on imbibe un
porte-coton ou un pinceau, on cocaïnise le voile du palais,
la paroi postérieure du pharynx, la base de la langue, la
région aryténoïdienne, la face interne du cartilage cricoïde.

b) **Introduction du tube.** — Le malade tire lui-même
sa langue avec une compresse.

L'introduction du tube dans l'orifice supérieur œsophagien constitue un des points délicats de la méthode. En
effet, le premier obstacle physiologique que l'on rencontre
à l'entrée de l'œsophage est dû au peu d'espace qui existe
entre le cartilage cricoïde et la colonne vertébrale, obstacle
accru encore souvent par la saillie des aryténoïdes et

par le spasme du constricteur inférieur qui constitue ce qu'avec Killian nous appellerons *la bouche de l'œsophage*.

Fig. 88. — Trachéobronchoscopie supérieure dans la position assise. Exploration de la trachée.

Le spasme est vaincu en partie par la cocaïnisation et l'introduction lente et méthodique du tube. Le tube est plus

facilement avalé en introduisant à son intérieur une bougie
en gomme olivaire ou mieux notre mandrin demi-souple
et demi-rigide qui le dépasse de quelques centimètres et
que l'on retire dès qu'il a pénétré dans l'œsophage.

On parvient, grâce à ce mandrin, à faire glisser facilement en arrière des aryténoïdes l'extrémité du tube ; il est
bon dans ce premier temps, s'aidant de la main gauche dont
le médius et l'index seront introduits dans la bouche, de
faire basculer le tube et de lui donner la bonne direction.

La pénétration dans l'œsophage étant faite, cocaïnant
de proche en proche la muqueuse de ce conduit au fur et
à mesure que l'on descend le tube, on arrive ainsi jusqu'au
point à explorer sans éveiller de douleur ni de spasme.

L'anesthésie locale suffit la plupart du temps ; la narcose
chloroformique est nécessaire seulement chez les enfants
et chez les sujets nerveux.

Le malade sera à jeun ; dans les cas urgents, on peut
pratiquer un examen immédiat, après évacuation du contenu stomacal à l'aide de la pompe.

Aspect normal de l'œsophage. — Grâce à l'œsophagoscopie, on peut se faire une idée très nette de la
forme de l'œsophage normal à l'état de vacuité et par
conséquent, d'après cet aspect, juger de tous les états
pathologiques de ses parois.

La lumière de l'œsophage est réduite à une fente aplatie
d'avant en arrière dans la portion cervicale, et cette lumière s'élargit beaucoup dans la portion thoracique.
On peut donc en conclure que l'examen sera plus facile
dans la partie inférieure que dans la partie supérieure,
puisque dans celle-là, une fois le tube introduit, on pourra
voir à plusieurs centimètres en avant de lui. Mikulicz,
par l'endoscopie de l'œsophage, est arrivé aux con-
clusions suivantes : 1° la muqueuse est lisse sans plis
ni sillons longitudinaux ; 2° l'entrée de l'œsophage est
fermée par le muscle constricteur inférieur du pharynx,

véritable sphincter ; 3º dans toute la portion cervicale la lumière est fermée, la paroi antérieure est appliquée sur la postérieure par la pression extérieure; 4º dans la portion thoracique, on trouve un canal ouvert, ce qui est dû à la pression négative de la cavité thoracique ; 5º la paroi œsophagienne est animée de mouvements de plusieurs ordres : pulsatiles, dus aux pulsations de l'aorte et du cœur ; respiratoires, l'œsophage s'élargit au moment de l'inspiration et se rétrécit au moment de l'expiration, mais sans se fermer complètement; péristaltiques, formés de faibles ondes contractiles ; 6º le passage dans l'estomac est toujours largement ouvert.

Ces propositions ne sont point selon nous rigoureusement exactes. La portion terminale nous a paru toujours aussi fermée que la portion initiale (*sphincter cardiaque*) (1); la portion cervicale inférieure est toujours dilatée.

Corps étrangers de l'œsophage. — Une des principales indications de l'œsophagoscopie consiste dans l'extraction des corps étrangers de cet organe ; il n'est point rare en effet que des corps étrangers s'arrêtent dans l'œsophage maintenus en place par le spasme œsophagien ou bien fixés par une de leurs aspérités. Leur siège est assez fixe, ils s'arrêtent au niveau de l'un des points rétrécis de ce conduit, c'est-à-dire : 1º au niveau de la portion supérieur ; 2º au niveau du cardia ; 3º au niveau de la crosse aortique (Gross) ou à l'entrée de l'œsophage dans le thorax au niveau du croisement de la bronche gauche.

Chacun sait que la présence d'un corps étranger dans l'œsophage ne va pas sans déterminer de grands troubles ; le muscle est irrité, le spasme survient, et celui-ci est définitivement maintenu dans sa position. L'indication de toujours extraire ces corps étrangers est bien nette ; c'est

(1) Voir *Presse médicale*, 23 février 1908.

ainsi, du reste, que le professeur Terrier l'établissait dès 1870 comme une règle absolue.

Diagnostic. — Au point de vue du diagnostic, la douleur, les spasmes, les anamnèses sont variables et infidèles ; le *cathétérisme* lui-même est sujet à des causes d'erreur, la sonde à olive peut glisser sur la paroi postérieure de l'œsophage. Elle peut passer sans toucher le corps étranger, si celui-ci est situé fortement en avant ; en outre, c'est là un moyen aveugle, pouvant enfoncer davantage une de ses arêtes dans les parois œsophagiennes (von Acker).

Les *rayons X* donnent des renseignements beaucoup plus précieux, et constituent un véritable progrès dans la recherche de ces corps étrangers. Dans l'image de Röntgen cependant, l'ombre du corps étranger peut être couverte par celle de la colonne vertébrale ou par celle du cœur (Gottstein) ; en outre, beaucoup de corps étrangers n'arrêtent pas les rayons X.

Elle peut être mauvaise conseillère en poussant le chirurgien à aller à la recherche d'un corps étranger qui n'existe pas ou plus, en méconnaissant un corps étranger qui est là. Nous-même, dans 2 cas, nous avons, sur la foi de la radiographie, recherché des corps étrangers de l'œsophage, et l'œsophagoscopie nous a nettement montré qu'ils n'étaient plus dans ce conduit (1).

Il faut savoir aussi que dans l'œsophage, plus encore que dans tout autre organe, les corps étrangers sont *souvent imaginaires* ; l'œsophagoscopie, étant un moyen de certitude diagnostique, permettra d'assurer au malade qui vient nous consulter, qu'il n'a point de corps étranger, de lui enlever son idée fixe et d'éviter toute manœuvre exploratrice souvent irritante et parfois dangereuse.

Thérapeutique. — L'usage de l'œsophagoscope a changé complètement la *thérapeutique* de ces corps étran-

(1) Voir *Annales des mal. des oreilles*, janvier 1908.

gers. Tous ou presque tous peuvent être extraits directement sous le contrôle de la vue.

Fig. 89. — Pince à poussette et à mors creux pour
corps étrangers.

L'anesthésie locale à la cocaïne suffit presque toujours.
Le tube, une fois introduit, on aperçoit
exactement le genre de corps étranger, sa
position et l'état anatomique des parois de
l'œsophage. *De visu*, on constate les altérations de celles-ci, et avec un stylet, on peut
voir le degré de fixité du corps étranger.

A l'aide de longues pinces (fig. 89 et 90),
de crochets à articulation terminale, on
peut pratiquer facilement l'ablation de
l'objet à enlever (fig. 91 et 92).

Non seulement l'extraction par cette
méthode est facile, mais on peut, grâce à
elle, saisir les premiers stades de l'œso-
phagite aiguë traumatique, et, par le tube de l'œsopha-

Fig. 90. — Manche
universel pour
les pinces.

Fig. 91. — Os et tendon enlevés par œsophagoscopie.

goscope, porter un topique approprié et cautériser les plaies
en voie de formation.

La simple introduction du tube jointe à la cocaïnisation semble du reste dilater l'œsophage et jusqu'à un certain point mobiliser les corps étrangers enclavés.

Fig. 92. — Dentiers enlevés par œsophagoscopie. (Grandeur naturelle.)

Cancer de l'œsophage. Diagnostic. — A condition d'être très prudent, l'examen par l'œsophagoscope peut rendre les plus grands services pour le diagnostic du cancer de l'œsophage.

Ce sont surtout les lésions du début, qu'il importe de reconnaître en matière de cancer de l'œsophage.

Gottstein, à la suite d'un grand nombre d'examens œsophagoscopiques, a décrit les formes suivantes dans le cancer de l'œsophage : 1° l'infiltration segmentaire de la paroi sous forme de petites plaques blanches épaissies et rouge vif ; 2° carcinome annulaire avec anneaux carcinomateux plus ou moins étendu, et ulcération bourgeonnante, siégeant au-dessus d'un point très rétréci. Immédiatement au-dessus, l'œsophage est très dilaté ; sa muqueuse est plus ou moins altérée. Tel est l'aspect que l'on observe la plupart du temps ; 3° infiltration carcinomateuse de l'œsophage en forme d'entonnoir ; 4° végétations sanguinolentes et en choux-fleurs ; 5° végétation papillomateuse de l'œsophage.

Des plaques de leucoplasie œsophagienne ont été constatées au-dessus du point rétréci par von Acker et Rosenheim et par nous-même dans deux cas.

Dans les cas de doute, il est très facile, par la lumière de l'œsophagoscope et à l'aide d'une pince appropriée, de prendre un fragment de la tumeur et d'en faire *l'examen histologique.*

Ulcérations de l'œsophage. — Les ulcérations de la muqueuse œsophagienne pourront être diagnostiquées directement par l'œsophagoscopie. On sait qu'elles sont très variées.

Les lésions inflammatoires présentent des caractères spéciaux facilement reconnaissables. Gottstein rapporte 2 cas, l'un de Mikulicz, l'autre de Rosenheim où l'œsophagoscopie permit de faire le diagnostic exact, alors que les malades avaient été envoyés à la clinique pour carcinome.

Des fissures ont été observées par nous-mêmes (dans deux cas), se traduisant par des symptômes douloureux. Nous avons diagnostiqué plusieurs cas de rétrécissements cicatriciels syphilitiques.

L'examen œsophagoscopique nous a permis de faire le diagnostic entre le spasme et le cancer. Gottstein et Mikulicz citent également de nombreux exemples analogues.

Le cardiospasme de Strumpell, sorte de contracture musculaire du cardia pouvant amener consécutivement une dilatation rétrograde de l'œsophage, peut être reconnu par l'œsophagoscopie. L'absence de lésions, l'aspect du cardia contracturé sont typiques (1).

Diverticules de l'œsophage. — Le diagnostic des diverticules de l'œsophage n'était guère basé que sur des signes fonctionnels (régurgitation, déglutitions vicieuses, amaigrissement et mauvais état général). L'œsophagoscopie permet de les constater objectivement. Killian, von Acker, Rosenheim et nous-même avons décrit des cas où l'œsophagoscope pénétra dans une poche muqueuse, dont les parois offrent partout de la résistance et dans laquelle on n'apercevait nulle part d'orifice.

Depuis deux ans, nous avons employé l'œsophagoscope

(1) Société médicale des hôpitaux, mars 1908, Spasmes à forme rave de l'œsophage ; diagnostic et traitement œsophagoscopiques.

à la *cure des rétrécissements cicatriciels* de l'œsophage, infranchissable aux autres procédés. Ayant bien en vue l'obstacle qui obstrue la lumière de l'œsophage, nous pouvons le sectionner, l'érailler et faisant passer ensuite les bougies dilatatrices, nous arrivons à rendre à ce conduit un calibre normal ou voisin de la normale.

Nous avons par cette méthode guéri 16 malades atteints de rétrécissements cicatriciels et congénitaux de l'œsophage dont plusieurs avaient dû être gastrostomisés. Leur alimentation est redevenue normale (1).

Technique de la laryngotrachéobronchoscopie.

Par définition, cette méthode permet l'examen successif du larynx, de la trachée et des bronches, chacun de ces examens se complétant réciproquement.

Laryngoscopie directe.

Manuel opératoire. — Nous avons exposé plus haut le manuel opératoire de cette méthode (voir page 164). Ayant cocaïné bien exactement tout le pharynx et le larynx, il est facile de charger sur la spatule l'épiglotte et d'apercevoir tout le larynx et même la trachée.

Indications. — Quand l'épiglotte est molle ou procidente le tube-spatule la relève très bien et permet de voir toute la région de la glotte. Quand le rapprochement des mâchoires, soit par l'inflammation, soit par phlegmon empêche l'introduction du miroir, on peut très bien par l'une des commissures glisser un petit tube et avoir ainsi un libre accès dans le larynx. Chez les malades trachéotomisés on sait qu'il est très difficile de voir le larynx. Toute tonicité a disparu, l'épiglotte, les bandes ventriculaires sont

(1) *Revue de chirurgie*, février 1908.

affaissées. Grâce à la laryngoscopie directe, on peut examiner facilement, surveiller les lésions laryngées, voir à
quel moment on pourra décanuler le malade.

Chez les jeunes enfants, c'est grâce à cette méthode
que le larynx pourra être examiné : car il ne faut point
songer chez eux à l'emploi du miroir laryngoscopique.

Thérapeutique. — Au point de vue thérapeutique, elle
rend beaucoup de services, elle permet des interventions sur le larynx des jeunes sujets (ablation de corps
étrangers, de papillomes multiples) et leur évite tous les
inconvénients de la thyrotomie.

Toutes les opérations sur la face laryngée de l'épiglotte
pour tumeurs ou lupus ne seront guère possibles qu'à l'aide
du tube. Les rétrécissements du larynx peuvent être dilatés
directement sous le contrôle de la vue avec des bougies
droites. On peut enlever également par ce procédé des
tumeurs sises à l'origine de la trachée.

Trachéobronchoscopie.

Bien que la technique soit plus délicate que pour la
laryngoscopie directe, *le principe en est le même.*

Choix des tubes. — 1° **Calibre des tubes.** — Tout
comme pour l'œsophage le calibre de la trachée et sa
longueur sont soumis à de grandes variations qui dépendent
de l'âge et du sexe du sujet à examiner.

Chez l'homme adulte, la glotte mesure dans le sens antéro-
postérieur 20 à 25 millimètres et 10 à 15 millimètres à sa
base dans l'expiration forcée.

La trachée a un diamètre transversal de 20 millimètres
chez l'homme, 16 millimètres chez la femme : son diamètre antéro-postérieur, plus court, est de 14 millimètres
chez l'homme et 12 millimètres chez la femme.

On ne doit donc pas en principe introduire des tubes dépassant 15 millimètres de diamètre chez l'homme et 13 chez

la femme; on évitera ainsi au malade toute éraillure de la muqueuse et tout gonflement inflammatoire de celle-ci.

Chez l'*enfant*, il est toujours assez embarrassant de savoir exactement quels tubes employer. On pourrait bien établir, d'après l'âge, des tableaux pouvant renseigner de suite l'opérateur, mais on est obligé de tenir compte aussi de la taille et du développement du petit malade. Marc Sée donne les chiffres suivants de diamètre moyen de la trachée chez l'enfant : deux ans, 7 à 8 millimètres; quatre à sept ans, 8 à 10 millimètres; dix ans, 12 millimètres.

2º **Longueur des tubes.** — Pour ce qui est de la longueur des tubes, on se basera sur les mêmes considérations. On tiendra compte de la région de la trachée à explorer, on s'aidera de la radiographie s il s'agit d'un corps étranger à extraire. On se rappellera que la distance qui sépare les arcades dentaires de l'entrée de la trachée est d'environ 14 à 15 centimètres ; quant aux dimensions proprement dites de la trachée, il faudra savoir que celle-ci mesure en moyenne 12 centimètres chez l'homme, 9 à 10 centimètres chez la femme.

En résumé, pour la trachéo-bronchoscopie, on emploiera des tubes de 25 à 30 centimètres de long et de 12 à 15 millimètres de diamètre chez l'homme ; chez la femme toutes ces dimensions seront moindres d'un quart; chez l'enfant, les tubes mesureront de 15 à 20 centimètres de long sur 5 à 10 millimètres de large.

Pour *la bronchoscopie* on devra se servir forcément de tubes plus longs et plus étroits; on devra se rappeler les dimensions des deux bronches, on saura que la bronche gauche (10 millimètres) est moins volumineuse que la droite (13).

Les tubes bronchoscopiques devront avoir pour l'examen des grosses bronches 8 à 10 millimètres de diamètre et 30 à 40 centimètres de longueur.

La *technique* diffère suivant que l'on introduit les tubes

par le larynx ou directement par une ouverture trachéale ;
que l'on pratique la *trachéobronchoscopie supérieure* ou
inférieure.

*TECHNIQUE DE LA TRACHÉOBRONCHO-
SCOPIE SUPÉRIEURE.* — Pour l'introduction des
tubes dans le larynx, la technique ressemble à celle que

Fig. 93. — Trachéobronchoscopie supérieure en position couchée.
Exploration de la trachée.

nous avons décrite à propos de la laryngoscopie directe.

Manuel opératoire. — La cocaïnisation se fera de
même que pour la laryngoscopie, mais comme les tubes
doivent dépasser la glotte, on aura soin d'anesthésier bien
exactement la partie supérieure de la trachée.

La position couchée, la tête fortement renversée en
arrière, la nuque soutenue par un aide, est la meilleure
pour l'examen de la trachée (fig. 93).

Le tube est introduit dans la bouche, il gagne la glotte

tout comme précédemment dans la laryngoscopie directe.

L'observateur par la lumière du tube suit bien exactement le mouvement de descente de celui-ci. Il aperçoit le bord supérieur de l'épiglotte, il entend très bien une sorte de bruit canulaire dû à la résonance de l'air expiré sur les parois mêmes du tube : l'ensemble de ces signes lui indique qu'il est en bonne position.

Pour franchir la glotte un tour de main est nécessaire et c'est, selon nous, le temps essentiel de la trachéobronchoscopie supérieure.

Il consiste en une sorte de mouvement de bascule qu'on fait exécuter à l'extrémité inférieure du tube avec l'index gauche. On récline de cette façon l'épiglotte et on la colle contre la base de la langue.

Cocaïnant de proche en proche, on peut descendre et introduire le tube jusqu'à bifurcation de la trachée.

Difficultés opératoires. — 1° Difficultés provenant de l'opérateur. — Un certain nombre de difficultés peuvent se présenter, dans l'exécution de ce temps ; l'épiglotte peut être difficile à accrocher avec le bord du tube et à relever vers la base de la langue.

Ces obstacles n'existent pour ainsi dire plus depuis que l'on emploie le tube-spatule. Celui-ci relève et charge très facilement l'épiglotte. Dès lors rien n'est plus facile, laissant en place de la main droite ce tube-spatule, d'introduire de la main gauche des tubes plus étroits pour l'examen de la trachée ou même des bronches ; la spatule sert donc dans tous les cas de véritable conducteur pour les tubes de plus petit calibre.

La chloroformisation est parfois nécessaire chez les sujets nerveux et excitables. Chez les enfants elle est toujours indispensable ; c'est chez eux surtout, où l'on se sert de tubes très étroits, où l'épiglotte présente une mollesse spéciale, que le tube-spatule rend les plus grands services.

BRONCHOSCOPIE. — Pour l'examen des bronches, la

position couchée est indispensable, la tête doit être en hyperextension, la face tournée du côté de la bronche à explorer ; on se sert pour introduire les tubes de la commissure labiale gauche si l'on veut explorer la bronche droite et réciproquement.

Ayant pénétré jusqu'à l'éperon bronchique pour le franchir, on devra incliner le tube, de façon à effacer l'angle que fait la bronche avec la trachée.

Au fur et à mesure que le tube pénètre dans la bronche on la cocaïnise de proche en proche et l'on peut, sans éveiller aucun réflexe, parvenir jusqu'à sa terminaison. Il est remarquable de voir comme la bronche épouse facilement la direction d'un tube rigide que l'on introduit ainsi à son intérieur. Bien que l'anesthésie générale soit plus souvent employée pour l'examen des bronches, il est utile de cocaïner la muqueuse trachéale et bronchique ; on supprime de la sorte des réflexes que le chloroforme peut difficilement abolir.

2º Difficultés provenant du malade lui-même. — On peut rencontrer un certain nombre de difficultés provenant du malade.

a. NERVOSITÉ. — On fera bien de lui faire prendre, dans les jours qui précèdent l'examen, 2 à 4 grammes de bromure dans une potion et de lui faire, une demi-heure avant l'intervention, une piqûre de 1 centigramme de morphine. Si l'on éprouve de réelles difficultés on n'hésitera pas à recourir au chloroforme.

b. ABONDANCE DES MUCOSITÉS. — Souvent elles encombrent le champ du tube et la bronche à explorer.

On pourra s'en débarrasser à l'aide des tampons d'ouate montés à l'extrémité de porte-coton fréquemment renouvelés. La pompe à mucus (fig. 94), s'adaptant à des tubes plus ou moins longs ou même dans certains cas à la tubulure latérale des tubes bronchoscopiques construits spécialement pour cet usage, pourra assécher la région à explorer ; une injection d'atropine faite un quart d'heure auparavant est parfois nécessaire.

c. État stomacal du malade. — Les réflexes peuvent de ce côté devenir très pénibles et gêner l'intervention ; aussi autant que possible on ne devra opérer que sur des malades à jeun et même, dans les cas où l'on est obligé d'opérer d'urgence, on pourra vider au préalable l'estomac avec la pompe stomacale.

d. Suffocation. — Il est, comme dit Killian, un fait

Fig. 94. — Pompe à mucus de Killian.

à prendre en sérieuse considération : on peut si l'on pénètre avec un tube dans une bronche obstruée par un corps étranger, ou lorsqu'une partie du poumon est privée de ses fonctions d'hématose, amener un violent accès de suffocation parce que l'air n'entre pas en quantité suffisante à côté du tube pour aller dans la partie saine du poumon ; dès lors, il faudra remplacer ce tube par un autre de même dimension présentant une ouverture elliptique latérale vers son extrémité inférieure, permettant à l'air de passer vers la bronche restée libre.

TECHNIQUE DE LA TRACHÉOBRONCHOSCOPIE INFÉRIEURE. — Dans certains cas, surtout si le médecin est peu exercé, il est impossible de franchir la glotte; d'autres fois, les tubes seront trop étroits et trop longs pour permettre une vision bien nette à leur extrémité ; il convient alors de recourir le plus tôt possible à la trachéotomie et d'introduire les tubes par

Fig. 95. — Trachéobronchoscopie inférieure. Position assise. Exploration de la bronche droite.

cette ouverture temporaire, c'est là ce qui constitue la trachéoscopie inférieure.

Manuel opératoire. — Cette opération se pratique le malade étant dans la position assise la tête inclinée de côté et en arrière et la face tournée du côté de la bronche à explorer (fig. 95).

Il est facile, ayant cocaïné les bords de la plaie de trachéotomie, la face interne de la trachée au-dessus et au-dessous de son ouverture, d'introduire les tubes et de voir la trachée, l'éperon bronchique.

A l'aide de tubes plus étroits, de proche en proche, on pourra pénétrer dans les bronches et arriver aux premières ramifications bronchiques.

La création de cette plaie de trachéotomic comporte évidemment une complication que l'on devra éviter autant que possible ; dès que l'intervention est terminée le corps étranger enlevé par exemple, un pansement aseptique est mis sur la plaie, et la cicatrisation s'obtient en cinq ou six jours.

Indications de la trachéobronchoscopie.

Cette méthode peut être employée avec fruit pour le diagnostic et la thérapeutique d'un grand nombre d'affections de la trachée et des bronches.

Corps étrangers des voies aériennes. — Au premier chef il convient de placer les corps étrangers des voies aériennes dont la pathologie est complètement renouvelée depuis l'introduction du bronchoscope.

Jusqu'en ces dernières années, en effet, le *diagnostic* des corps étrangers bronchiques était très aléatoire.

Les commémoratifs, le récit du malade, les signes fonctionnels ou locaux, ne donnent que des indications très vagues.

L'auscultation dans certains cas peut par le bruit de grelottement, le sifflement trachéal, la diminution ou l'abolition du murmure vésiculaire dans le lobe pulmonaire correspondant à la bronche obstruée, donner quelques éléments au diagnostic.

L'examen aux rayons X constitue un moyen plus perfectionné, mais les corps de faible densité ne se laissent point traverser par les rayons Rœntgen. L'ombre peut

se confondre avec celle d'une côte ou de la colonne vertébrale. Quoi qu'il en soit, c'est une méthode d'examen qui
devra être employée dans tous les cas où l'on soupçon-
nera des corps étrangers des bronches et qui doit précéder la bronchoscopie, lui don-
nant souvent des indications pré-
cieuses.

Au point de vue *thérapeutique*,
la bronchoscopie transmédiasti-
nale proposée et pratiquée par
de très bons chirurgiens dans
ces dernières années (Ricard,
Amilton), a donné une mortalité
de 100 p. 100, quoiqu'au point
de vue théorique et sur le cadavre, elle semble tout à fait
praticable (Schwartz).

Bien plus consolante est la
bronchoscopie : dans presque tous
les cas, elle n'a eu à enregistrer

Fig. 96. — Clou extrait par
bronchoscopie.

que des succès (15 extractions sur 17 que nous avons eu
à soigner depuis trois ans).

Il est un point sur lequel nous voudrions particulièrement
insister, c'est de savoir s'il convient
d'enlever le corps étranger en même
temps que le tube ou par la lumière
du tube.

D'une façon générale, il vaut mieux
l'extraire le tube restant en place : on
risque ainsi le minimum de lésions.

Fig. 97. — Noyau de
datte enlevé par bron-
choscopie.

Cette appréciation, du reste, doit être basée sur le volume,
la forme et le siège du corps étranger (fig. 96 et 97).

Altération de la trachée et des bronches.
Diagnostic. — Cette méthode donne des bases solides
pour le diagnostic des altérations des voies aériennes.

Ulcérations. — D'après l'aspect même des ulcérations on pourra faire le diagnostic de syphilis, tuberculose ou cancer, en se basant sur les caractères généraux de pareilles lésions.

Tumeurs. — Les tumeurs trachéales seront diagnostiquées *de visu* et enlevées.

Adénopathie trachéo-bronchique. — L'adénopathie trachéo-bronchique pourra être exactement diagnostiquée quant à son siège et à son degré.

Combinée à l'œsophagoscopie, cette méthode, rend les plus grands services dans la différenciation entre les tumeurs de l'œsophage et de la trachée, les anévrysmes, etc. (fig. 98). Elle permet de voir le degré de compression de la trachée et des bronches par les tumeurs du médiastin, les tumeurs du corps thyroïde (adénopathies trachéo-bronchiques, goitres).

Sans doute il y a certaines *contre-indications*, dictées par la cachexie, l'âge avancé des malades, les affections cardiaques, pulmonaires graves. Mais quoi qu'il soit, la broncho-œsophagoscopie constitue une des conquêtes des plus belles de notre spécialité, la plus précieuse peut-être, depuis le miroir laryngoscopique.

Fig. 98. — Anche de trompette fixée dans la bronche, enlevée par bronchoscopie.

TABLE DES MATIÈRES

2792-08. — CORBEIL. Imprimerie ÉD. CRÉTÉ.